belleza radiante

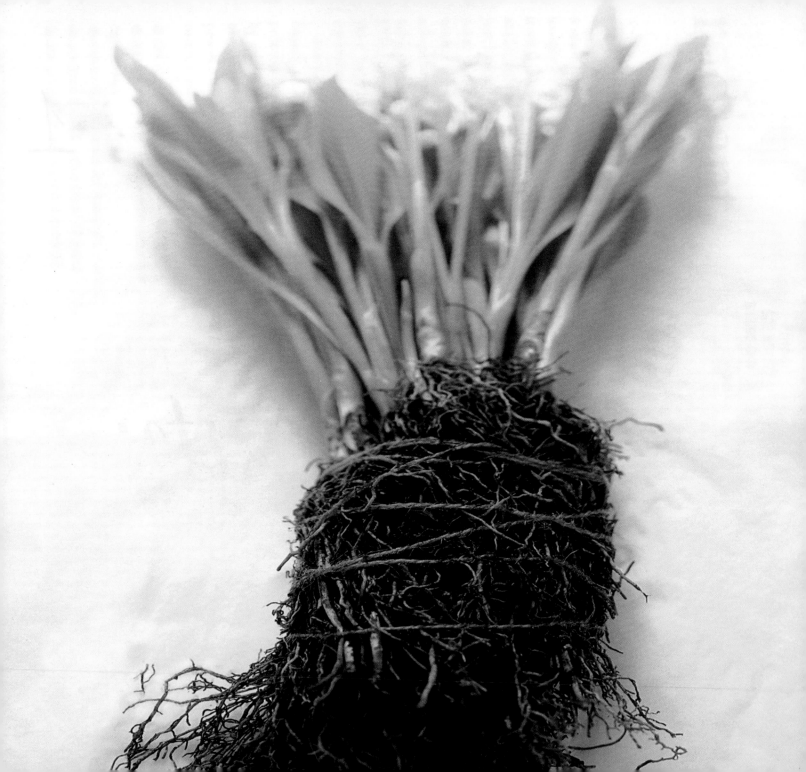

El estilo de vida biológica que está cambiando el mundo

belleza
radiante

La guía de salud y cosmética natural
para el bienestar de *todo* el cuerpo

Mary Beth Janssen

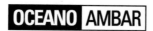

A mi querido marido, James. A medida que vamos recorriendo juntos esta vida,
me estimulas continuamente con tu dedicación hacia todas las cosas naturales.
A mi maravillosa familia, en especial a mis padres, Nelly y Hubert.
Vuestro cariño y sabiduría es un faro resplandeciente en muchas vidas.

Belleza Radiante
© 2001 by Mary Beth Janssen
© Editorial Océano, S.L., 2003
Licencia editorial para Bookspan por cortesía de Mary Beth Janssen
Bookspan
501 Franklin Ave.
Garden City, NY 11530
Traducción cedida por Editorial Océano, S.L.

Traducción: Teresa Bosch
Edición en español: Mónica Campos
Ilustraciones: © 2001 by Martina Witte
Fotografías: © 2001 by Sang An
Imágenes adicionales: Montañés & Gebbia, Becky Lawton, archivo Océano Ambar

ISBN: 84-7556-219-1
Impreso en U.S.A.

Salud, armonía, vida biológica

El mejor estilo de vida

¿Verdad que los mejores momentos de tu vida son aquellos en los que te sientes más conectada con lo mejor de ti misma, en armonía con la naturaleza y con el mundo que te rodea? Cuando haces lo que crees que es correcto para los demás, para ti misma y para la naturaleza, no puedes evitar sentirte feliz, satisfecha y en paz.

Las decisiones que tomas pueden hacerte la vida más feliz. Puedes elegir cómo vivir, comer, viajar, educar a tu familia, trabajar y mantenerte en contacto con tu espíritu de manera que te conduzcan hacia un futuro mejor y te permitan disfrutar de más instantes de felicidad, que son los que importan de verdad.

Las mejores opciones para ti son a menudo las mejores opciones para la naturaleza. Opciones que conservan todo lo que te gusta y necesitas. Opciones que te ayudan a llevar una vida más saludable. Opciones que te dejan la conciencia limpia y te alegran el corazón.

Lo más interesante es que, en estos tiempos, las opciones apropiadas pueden ser estupendas, deliciosas, elegantes, divertidas y muy satisfactorias. Deja que los libros y publicaciones de este nuevo estilo de vida biológica y saludable te orienten para que hagas lo más adecuado y para que al hacerlo disfrutes de cada minuto.

Desde 1942, Rodale te ofrece la información más importante y estimulante sobre una vida más natural, saludable y activa. Únete a nosotros mientras esta serie de *estilo biológico* sigue con esta rica tradición.

¡Bienvenido al futuro en el que *quieres* vivir!

María Rodale
Rodale Organic Style Books

Agradecimientos

Gracias a Donna Shryer por su alentadora orientación editorial y a Fern Bradley, Christine Bucks, Chris Gangi y al equipo de Rodale por dar a este libro un aspecto y un estilo maravillosos.

Muchas gracias especialmente a todas aquellas personas que han sido y siguen siendo parte integral de mi desarrollo espiritual: Deepak Chopra, David Simon, y todos mis apreciados amigos del Chopra Center for Well-Being. Muchas gracias también a Andrew Weil, Christiane Northrup, Candace Pert, Richard Gerber, Matthew Fox, Buster Yellow Kidney, Michael Harner, Fritjof Capra, Thomas Berry, Rupert Sheldrake, Duane Elgin y a mis apreciados amigos de Compassion in Action y Women's Spirit Drummers.

También estoy agradecida a aquellas personas que han sido mentores y defensores en el campo de la vida holística, del organicismo y de la integración de la belleza y el bienestar: Maria Rodale y toda la organización Rodale, Ronnie Cummings y la Organic Consumers Association, Christie Phillips, Jim Slama de Sustain, Althea Northage Orr y Patricia Howell, Don Spencer, David Raccuglia, Horst Rechelbacher, Aubrey Hampton, Linda Burmeister, Rachelle Geller, la Organic Trade Association, United Plant Savers, la Union of Concerned Scientists, la Integral Yoga Community, la Sivananda Yoga Vedanta Community, el Himalayan Institute, Wendell Berry, Rudolph Steiner, Kenny Ausubel y los Bioneers*.

Gracias a Faith Popcorn: me habéis hecho seguir adelante.

Gracias especialmente a mis médicos, el doctor Renee McMurry y el doctor Joseph Mercola.

Gracias a aquellas personas que son parte vital en el universo de la belleza —Leo Passage, Vi Nelson, Gordon Miller, Greg y Joanne Starkman, mis amigos de MOP, Pivot Point International, la National Cosmetology Association, la American Beauty Association, la Salon Association, y behindthechair.com—. Gracias también a Mary Atherton y Michele Musgrove de la revistas *Modern salon* y a Robbin McClain de la revista *American salon.*

Gracias a mis amigas y confidentes: Vi, Bea, Susan, Leslie, Lynn y Ellen. (Susan, aprecio de verdad tu lectura y comentarios del manuscrito de esta obra.)

Y, por último, gracias a todas aquellas personas que se están esforzando por un estilo de vida más sencillo, natural y biológico, un estilo que sintonice con la naturaleza y, por consiguiente, con el espíritu.

Edición en español

Colaboraciones y agradecimientos: Iona Purtí (información productos), Adriana Ortemberg, Marie Carrasquedo (Aurum Cosmetica / Yipsophilia), Juli Peradejordi, y los equipos fundadores de las revistas «Integral» y «CuerpoMente».

Dedicado a la memoria del biólogo Alvaro Altés (antroposofía - productos biodinámicos), que hizo realidad los nuevos estilos de vida propuestos en este libro durante toda su vida mediante multitud de iniciativas empresariales y actividades periodísticas.

Índice

Biológico, orgánico y ecológico

El anhelo en favor de una mayor calidad de vida propició, a principios de la década de 1970, la aparición de los movimientos y grupos ecologistas y de las organizaciones de consumidores.

Los ecologistas trajeron las primeras campañas clásicas, como la sensibilización y educación a favor del reciclado de metal, vidrio, papel y plástico (Friends of the Earth, 1971), las consignas como «Piensa global, actúa local» (The future on our hands, 1976) o las acciones directas de Greenpeace (desde 1969). Son tres ejemplos de actividades pioneras.

Desde entonces la experiencia muestra que este tipo de cambios son lentos. Además, esas iniciativas se enfrentan a empresas y grupos de presión poderosos y bien organizados.

Por su parte, las organizaciones de consumidores muestran una enorme variedad de planteamientos y de resultados, que aumentan si se comparan entre países, debido a las diferencias culturales existentes.

Por eso la regulación de productos ecológicos es diferente en cada país. En el momento de establecer unos criterios para garantizar los alimentos y productos obtenidos sin químicos o venenos nocivos, cada país reguló unas normas y unos nombres distintos.

Lo mismo en el caso de los productos menos agresivos para el medio ambiente.

El resultado es un festival de nombres y etiquetas muy variados, con alguna contradicción añadida. Y con el intrusismo de fabricantes sin escrúpulos que han aprovechado la idea para crear sus propias etiquetas y avalar así productos convencionales.

Por suerte, en todos los países se tiende a unificar criterios, si bien para nombrar los productos naturales existen palabras diferentes que significan lo mismo, o algo muy parecido:

- **Orgánico.** En el mundo anglosajón es como se conoce en agricultura ecológica a los alimentos libres de pesticidas y química nociva. Por extensión, se viene traduciendo así en bastantes países latinoamericanos.
- **Biológico.** Es lo mismo, pero aplicado en Francia y otras zonas de Europa. Al tratarse de una palabra de uso general, algunos fabricantes la utilizan como eslogan o marca de sus productos de forma abusiva.
- **Biodinámico.** Correspondiente a la agricultura biodinámica, es decir, a aquellos alimentos de cultivo «orgánico» o «biológico» en los que además se han seguido los criterios de la antroposofía, la ciencia espiritual desarrollada por Rudolf Steiner que tiene en cuenta, por ejemplo, los ciclos lunares o abonos como el polvo de roca y otras sustancias minerales.
- **Ecológico.** En España, durante el proceso de regulación oficial de los avales a la agricultura sin química nociva, se consideró que el vocablo «ecológico» era más completo, al reunir en una única palabra todas las tendencias existentes (como «biológico» y «biodinámico», por ejemplo).

Descubre tu belleza radiante

Tal y como manifestó Rodin de forma tan elegante: «La belleza no es más quse el espíritu abriéndose camino a través de la carne». Espero que descubras la esencia de este pensamiento mientras lees este libro. Para ayudarte, me gustaría compartir contigo algunas experiencias —unas recientes y otras que ocurrieron cuando era una niña. Todas juntas representan la culminación de muchos años de viaje a lo largo de la senda de la belleza radiante y de la salud.

Mis amigos saben cuán enérgicamente creo en aquel antiguo aforismo latino: «Aprendiendo enseñarás, enseñando aprenderás». Durante más de veinticinco años, he tenido como educadora oportunidades muy valiosas para enseñar y también para aprender de muchas personas diferentes y de su cultura tradicional. He descubierto la verdadera iluminación e inspiración en las terrazas de los arrozales y en los templos de Indonesia, en los Alpes suizos, en los palacios y jardines ingleses, en la Selva Negra de Alemania, en los puertos de Hong Kong, en las maravillosas ciudades italianas y en Japón durante la estación de los cerezos en flor.

Cuando disfrutaba de estas aventuras durante la década de 1980, me di cuenta de que en la profesión de la belleza se estaba produciendo un cambio precursor de la cultura sofisticada de los balnearios de hoy en día. Estaba presenciando unos cambios que difuminaban –agradablemente– los límites que tradicionalmente habían separado las profesiones de la medicina, el ejercicio físico y la estética. Lo que se está desarrollando en la actualidad es un conjunto de estas variadas disciplinas.

Ahora, en este nuevo milenio, el mundo de la belleza y de la salud sigue cambiando. La integración de belleza y salud se está convirtiendo rápidamente en una costumbre. Es lo que a mí me gusta llamar «la ruta interior». Al tomar el camino interior —el retorno a casa—, yo me volví hacia una práctica de la belleza y de la salud encaminada a la renovación de la persona, que es un enfoque del bienestar más alegre, saludable y preventivo. Me sumergí en los cursos de energía curativa y de terapia del masaje, además del aprendizaje de las disciplinas físico-mentales del yoga, de las plantas medicinales y de la aromaterapia. Aprendí meditación trascendental, fui en busca de una visión con Buster Yellow Kidney (jefe espiritual de los indios Pies Negros), practiqué asanas de yoga, el saludo al Sol al amanecer en el extremo del mar Rojo, me uní a mis hermanas en un círculo y fui con regularidad a encuentros de danzas extáticas para entrar en trance.

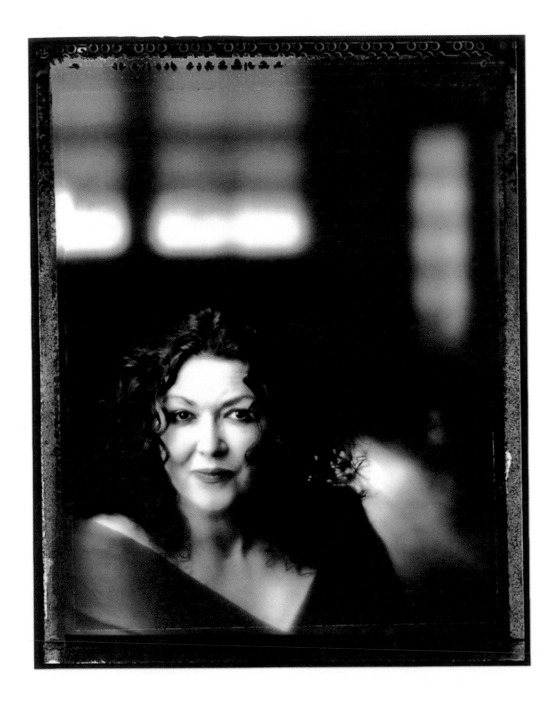

«Volver a casa» también significaba comprender experiencias que tuve de niña. Hoy, como jardinera biológica, aprecio sinceramente haber crecido en una granja. Vivir allí me inculcó un esquema de esfuerzo por descubrir la armonía con el planeta. Crecer en la granja me enseñó el mundo natural de las cosas, tanto por la comida que comíamos, los huertos que cultivábamos o los animales que cuidábamos. Crecer en la granja y sentir que la naturaleza me rodeaba y me envolvía en un abrazo reconfortante fue una experiencia increíble que todavía perdura y se refleja en lo que soy en la actualidad. Me esfuerzo en introducir el espíritu de todas esas relaciones en cada momento de cada día, porque fueron unos instantes felices de pureza, naturalidad, inocencia y, en esencia, de cariño. Cuando dejé aquel lugar, emprendí todo un viaje de descubrimiento.

No estoy segura del preciso momento en que todas estas experiencias coincidieron y yo desperté. Simplemente sucedió y me encontré que vivía y estaba en un nivel completamente nuevo. Fui consciente de que toda la tierra respiraba y podía sentir el pulso del planeta. Este despertar a los ritmos de la naturaleza me permitió comprender la presencia divina que envuelve absolutamente a todas las cosas y personas. Ésta es la energía de fuerza vital en toda la creación y en nosotros. Éste es el espíritu de la belleza radiante.

En la actualidad, mi empresa —The Janssen Source, Inc.— proporciona información para centros de belleza y salud; creamos programas multimedia y organizamos seminarios y cursos sobre la unión belleza y salud. Sin embargo, aun cuando enseño, escribo, produzco y dirijo, sigo transformándome, aprendiendo de algunos profesores y alumnos que irradian luz en mi camino.

Ahora me toca a mí irradiar un poco de luz en *tu* camino. Espero que disfrutes de este libro, que puede compararse con una comida nutritiva. Concédete tiempo para digerir y asimilar cada capítulo uno a uno o, si lo prefieres, lee detenidamente todo el libro de una sentada y mordisquea solamente algunos trozos de información de un gran buffet.

Así que aquí lo tienes. Espero que mi trabajo te proporcione renovación, rejuvenecimiento y renacimiento.

Mary Beth Janssen

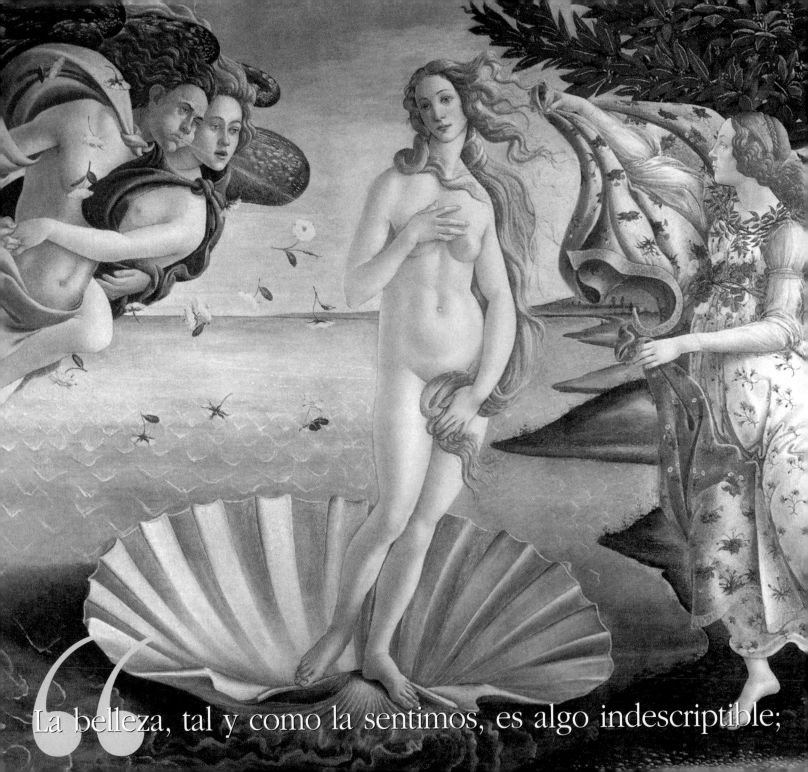

La belleza, tal y como la sentimos, es algo indescriptible;

CAPÍTULO 1

La definición de belleza

lo que es o lo que significa nunca se puede explicar.

George Santayana

Belleza «radiante» es la unión armoniosa de nuestra imagen externa con nuestra percepción del yo interno. Es el arte de ser; es todo lo que es vida y estilo; gracia y encanto. Mi mayor deseo es poder intensificar la **conciencia** de la belleza que llevas dentro, la belleza que presentas al mundo y la belleza que te rodea a cada momento. ● Algunas personas dicen que la belleza es tan compleja que no se puede definir. Otras alegan que depende del color del cristal con que se mira, y que las **percepciones** individuales definen la belleza, aunque estas diferentes definiciones puedan ser tantas como personas hay en el mundo. Incluso hay quien declara que la belleza es algo que viene en una caja, un factor definido por las industrias de cosméticos y de la moda. Una cosa es segura: todo el mundo tiene la capacidad de distinguir la belleza; con los ojos, con el **espíritu** o con ambos. ● Si nos tomamos un poco de tiempo para ampliar nuestra idea de la belleza, nos encontraremos rodeados de ella a cada momento. La belleza se convertirá en algo que contente y satisfaga no sólo los sentidos, sino también la mente. Descubriremos que el **color**, la forma, la proporción, el movimiento rítmico, el tono e incluso los comportamientos y actitudes que crean una respuesta emocional son parte de la experiencia de la belleza. Al saber apreciarla en todas las formas en que se expresa, hacemos que la vida sea diferente, **alegre** y llena de sentido.

"Cualquier cosa que, de alguna manera, sea bella tiene su

El reconocimiento de tu propia belleza

Cuando utilizamos todos nuestros sentidos para identificar la belleza —sea una caricia, una mirada cariñosa, un aroma fragante, una melodía etérea o un sabor exquisito— establecemos una conexión con ella a un nivel más alto de conciencia. Esta conciencia intensificada personifica la belleza *natural*. Empezamos a ver la belleza absolutamente en todas las cosas, creando así armonía y equilibrio entre el cuerpo y la mente; un concepto sencillamente maravilloso que apunta a una psicología cuerpo-mente. Y no olvidemos que una parte integral de esta armonía y equilibrio incluye nuestra belleza interior.

En este libro te desafío a que reconozcas y honres tu propia belleza. Es cierto que mientras tratas de ampliar tu conciencia y definir la belleza con tus propias palabras, estás siendo bombardeada por centenares de influencias externas. Sin embargo, cuando seas más consciente de estas influencias serás capaz de trabajar en torno a ellas e, incluso, de invalidarlas. Entonces, tu propia belleza quedará libre para resplandecer. Así pues, cuando empieces a leer en este libro las normas para una belleza *radiante* —tratamientos para la piel, el cabello, las uñas, etc.—, descubrirás que tú misma eres capaz de identificar, honrar y realzar tu propia belleza natural.

El culto a la belleza

Las personas han buscado la belleza desde el principio de los tiempos, y es fascinante comprobar cómo varía el modo de percibirla a través de las diferentes épocas y culturas. Los rituales exóticos de belleza de los primeros egipcios implicaban cualquier cosa, desde dibujar intrincados diseños sobre el cuerpo con polvo de *henna* o alheña hasta colorear las pestañas con polvos iridiscentes hechos con escarabajos machacados. Cleopatra se suavizaba la piel con mascarillas de semillas de sésamo y de cebada, y usaba un delineador para los ojos hecho a base de minerales. Algunos embellecedores romanos —ahora se sabe que eran sumamente peligrosos— consistían en galletas de arsénico para el cutis, que se ingerían para obtener una piel blanca como un lirio, y en polvos faciales tóxicos hechos de metales como el azufre, el mercurio o el plomo. Las muje-

uente de belleza en sí misma y está totalmente en sí misma.

res de la Italia del Renacimiento, cuando deseaban aparentar que estaban excitadas sexualmente, dilataban sus pupilas con unas gotas de belladona. Aun sabiendo que la ceguera era una posibilidad nada desdeñable, aquellas mujeres seguían con este ritual en nombre de la belleza.

La sociedad dictaba estas prácticas del mismo modo que la cultura moderna y los medios de comunicación nos influyen a nosotros. Y uno no puede evitar preguntarse cómo verá la civilización del próximo milenio nuestras ceremonias actuales de belleza...

La belleza hoy en día

En las modernas sociedades occidentales, la idea de belleza se aplica con frecuencia de modo superficial. Miremos atrás por un momento, tomando prestada la conexión espiritual que nuestros antepasados establecían con la belleza. Eso tal vez signifique que tengas que ajustar tu definición, apartándote de la idea frívola que ha ofrecido la industria y la publicidad, y acercándote al equilibrio entre belleza externa e interna. Hablando de un modo holístico (más global), diríamos que este equilibrio nos proporciona una integridad saludable.

La belleza exterior es sólo una parte de la belleza orgánica. El resto de la historia depende de la belleza interior, que es una expresión del equilibrio y de la sencillez en la vida de cada uno. Cuando la belleza exterior e interior coexisten en armonía, nuestra fisiología cuerpo-mente emana la belleza más radiante de todas.

El espíritu de la belleza

Durante siglos se ha dado un enfoque holístico al cuidado personal, pero a mediados de la década de 1990 asistimos a un resurgir de éste, cuando la cultura de los balnearios se popularizó. La gente quería utilizar productos biológicos y naturales en casa, igual que hacían en los balnearios. Este interés por los productos biológicos fue un paso importante para el descubrimiento espiritual. De pronto, la belleza no se refería solamente a la piel, sino también al *espíritu*. Incluso el mundo de la publicidad empezó a introducir lo espiritual en sus anuncios. Había cremas corporales limpiadoras que prometían satisfacción, cremas faciales hidratantes para la piel estresada, cosméticos basados en las

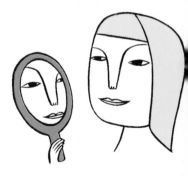

"Hay tantas clases de belleza como maneras posibles

técnicas del *feng shui* chino, y promesas de que podíamos «exfoliar» nuestro camino hacia el conocimiento. Estas promesas constituían un paquete atractivo y los consumidores compraban ambas cosas.

Aunque el mensaje de la industria de la belleza llegó a ser más fuerte que sus productos, parecía que éstos se integraban realmente en la filosofía holística. Hoy en día, hay muchos productos de belleza que contienen ingredientes naturales y que se fabrican respetando el medio ambiente. Se trata de productos integrales porque realzan nuestra belleza, cuidan nuestra salud y no agreden al planeta. No obstante, lo ideal sería que utilizáramos estos productos como un medio para potenciar nuestra espiritualidad mientras sacamos el máximo partido de nuestro aspecto exterior.

La conservación de la imagen

En la sociedad actual, basada en la imagen, el atractivo físico resulta muy ventajoso. Este hecho ha sido investigado profusamente en los últimos años, destacando un informe particularmente perspicaz de la psicóloga e investigadora Nancy Etcoff que aparece en su libro *Survival of the prettiest: the science of beauty* ('La supervivencia de las guapas: la ciencia de la belleza'). A raíz del libro de Etcoff y de otros estudios, salieron a la luz ideas muy interesantes:

● A las personas atractivas se las considera más simpáticas.

● Los alumnos con mejor aspecto tienden a obtener mejores resultados en el colegio, tal vez por recibir de sus profesores un trato más amable.

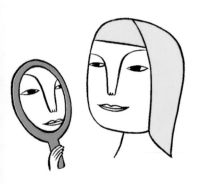

● De manera inconsciente, las madres dedican más atención a los bebés guapos.

● En las relaciones, el compañero que se considera más atractivo es el que suele tomar las decisiones.

¡Quizá juzgamos un libro por su cubierta!

de buscar la felicidad.

Charles Baudelaire

Del mismo modo, ¿qué se entiende hoy día por persona «hermosa»? Una cara atractiva ha sido definida como de proporciones simétricas y regulares; con armonía en la ubicación y el tamaño de los rasgos faciales. En varios estudios realizados por psicólogos, se descubrió que las mujeres que se consideraban hermosas tenían ojos muy separados, labios gruesos, y nariz y barbilla pequeñas. Los rasgos faciales extremados se consideran desagradables. Los estudios también han señalado que la mayoría de personas consideran la figura de la ánfora clásica como la silueta más atractiva para las mujeres.

A pesar de las investigaciones y las exigencias sociales, la definición de belleza sigue pareciendo efímera. Me he dedicado durante muchos años al negocio de la belleza, y con frecuencia he tenido que seleccionar modelos y actores para el cine y la publicidad. Por esta razón, he comprobado directamente lo difícil que es definir la belleza. Por ejemplo, los requisitos de una modelo pueden cambiar radicalmente según el producto que se anuncie y el público al que se dirija. Una modelo puede ser perfecta para un producto y, sin embargo, no ser lo suficientemente rubia, exótica o guapa para otro producto.

La belleza se vuelve extravagante

Los estándares de belleza de las sociedades cambian con los tiempos. A diferencia de las décadas de 1950 y 1960, hoy en día se presta más atención a un rostro excepcional y poco corriente. Muchos de los catálogos de moda más populares presentan unos modelos de belleza atípicos. A veces, esto implica el empleo de modelos que resulten exóticas u ofrezcan una imagen multicultural, así como de modelos más maduras.

Nuestros cambiantes estándares de la belleza en ningún otro lugar son más aparentes que en la televisión. Es curioso que algunos de los programas de televisión de mayor éxito sean *reality shows*, lo cual dice algo acerca de nuestro deseo de conectar con personas reales, con imperfecciones. En cierto

¿Esa chica es suficientemente guapa?

Nuestra sociedad está repleta de personas que creen que no son lo suficientemente guapas o atractivas. Algunas de estas personas recurren a métodos extremos y antinaturales para conseguir su belleza ideal como, por ejemplo, la cirugía plástica. Nuestro culto a los famosos —estrellas de cine, modelos de alta costura, deportistas...— ha originado expectativas poco reales para muchos; en particular para los jóvenes. Esta influencia se hace evidente en la forma en que las chicas jóvenes ven sus propios cuerpos. Por ejemplo, más de dos terceras partes de un grupo de adolescentes entrevistadas para un estudio publicado por *The journal of pediatrics* declararon que las fotos de las revistas influían en su idea del aspecto físico que debían tener, y el 47 % declaró que quería perder peso debido a esas fotos. Sin embargo, según los estándares de la pediatría, sólo el 29 % de las adolescetes tenía sobrepeso.

modo, estos programas validan el hecho de que está bien no ser tan perfecto, conciencian a las personas de ello y abren las puertas a las premisas de una belleza natural.

Vender belleza

Las grandes calles comerciales de Madison Avenue ejercen una enorme influencia sobre nosotros, colocando en nuestro inconsciente la imagen de multitud de productos y haciéndonos sentir que realmente los necesitamos. Pero, del mismo modo que la industria de la belleza nos utiliza, nosotros también la utilizamos a ella. Nos servimos de sus productos y servicios para crearnos una imagen, para reafirmar nuestra autoestima y, en esencia, para cultivar la belleza en función de quien nos observa. Si conseguimos todo esto, también aumentamos nuestra conciencia de que somos atractivos y poderosos.

Con una oferta de imágenes agradables y productos de belleza que cambia constantemente, deberíamos recordar el dicho: «El estilo por encima de la sustancia». A mí me gustaría proponer un nuevo giro a esta vieja frase: «El estilo combinado con la sustancia». Si te sientes cómoda en tu propia piel y eres una persona compasiva, optimista y cariñosa, orientar tu sentido del estilo a este profundo conocimiento interior te permitirá disfrutar de una vida plena y satisfactoria. Serás guapa de forma innata y más allá de los objetos, de los estándares sociales y de las intervenciones quirúrgicas.

El cultivo de la belleza

La industria de la belleza mueve en Estados Unidos más de cincuenta mil millones de dólares en productos y servicios. Si sumamos los miles de millones que se gasta para perder peso en gimnasios y en intervenciones de cirugía estética, empezarás a entender hasta dónde llega nuestra búsqueda de la belleza —por no decir hasta dónde llega el fondo de nuestros bolsillos...—. ¡En Estados Unidos se gasta más dinero en belleza que en educación o en servicios sociales!

La integración de la belleza

En este nuevo milenio la salud, la nutrición y la calidad de vida desempeñan un papel cada vez más importante en nuestra interpretación de la verdadera belleza y de la moda. Y no hay duda de que la auténtica belleza empieza con la salud. La verdadera salud —sentirse bien interior y exteriormente— es la que permite que la belleza emerja. Cuando consigues una salud de verdad, se obtienen un sinfín de beneficios que se manifiestan en un cabello, una piel y unas uñas sanos. Esencialmente, todo el cuerpo está más sano. Conseguir el equilibrio de la salud interior y exterior implica un enfoque holístico, en el que reconoces la importancia de la conexión entre el cuerpo, la mente y el espíritu. Cuando este todo —esta conexión— se deteriora pueden aparecer las pautas de la enfermedad.

La palabra *health* ('salud') procede de la palabra *hal,* que en inglés antiguo significa 'todo'. Desde un principio, parece que la palabra *health* expresaba la salud del cuerpo, la mente y el espíritu. Para decirlo de otra manera, somos la suma de lo que comemos, de lo que pensamos y de lo que hacemos. Si comemos mal, fumamos, consumimos drogas, bebemos alcohol, renunciamos al ejercicio, somos pesimistas, estamos estresados y cultivamos malas relaciones, entonces nos falta espiritualidad y nos exponemos a un mayor riesgo de contraer enfermedades. Como todos sabemos, la enfermedad hace estragos no sólo en nuestro interior, sino también en nuestro aspecto exterior, en nuestra belleza natural.

En este inicio de siglo vemos la convergencia de la ciencia y la psicología del cuerpo y del espíritu. Incluso, existe una nueva ciencia híbrida llamada «psiconeuroinmunología» que estudia la interacción entre el cuerpo y la mente, y cómo esta relación afecta las propiedades bioquímicas de la sangre.

Un ejemplo de esta influencia mutua es la eficacia de las afirmaciones positivas y de los buenos pensamientos. Se ha demostrado científicamente que las afirmaciones positivas aumentan la cantidad de leucocitos del sistema inmunológico. ¡Asombroso! Lo que nosotros creemos y la forma en que actuamos afectan claramente a nuestra salud. Por lo tanto, es lógico concluir que nuestra salud cambia y evoluciona según nuestras experiencias y según nos sintamos respecto a ellas.

La aceptación de la conciencia

En una ocasión preguntaron a Buda: «¿Qué practicáis tú y tus discípulos?». Él contestó: «Nos sentamos, paseamos y comemos». El que interrogaba se quedó confuso y preguntó: «¿Es que todo el mundo no se sienta, pasea y come?». «Sí —contestó Buda—, pero cuando nos sentamos, nosotros sabemos que estamos sentados; cuando paseamos, nosotros sabemos que estamos paseando; cuando comemos, sabemos que estamos comiendo.»

Ésta es la esencia de la conciencia de nuestra propia vida. Sea comiendo, lavando los platos, cepillándote los dientes o haciendo el amor, presta atención a cada matiz de la experiencia. Comprender el momento te da los conocimientos para poder elegir. Puedes aceptar un instante porque se nutre de salud y belleza, o puedes rechazarlo porque agota la salud y la belleza. Realzando y protegiendo la vitalidad de cada momento, aprendemos el modo de alcanzar nuestro potencial máximo y así mantener una salud y belleza supremas.

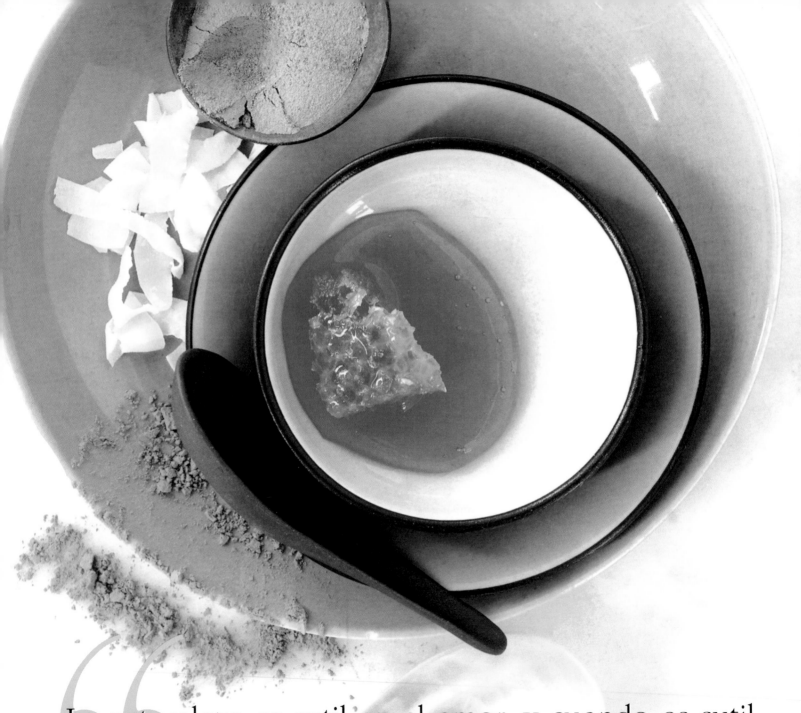

“La naturaleza es sutil en el amor, y cuando es sutil,

CAPÍTULO 2

Vivir *biológicamente*

transmite algún ejemplo valioso de sí misma.

William Shakespeare

Todos queremos saborear la vida de la forma más pura y elevada. Ésta es la esencia de lo **biológico** y de todo lo que es hermoso. La comprensión profunda de lo que significa estar vivo de la forma más activa y perfecta está estrechamente relacionada con un estilo de vida biológico; con una forma **holística** y ecológica de enfocar la vida. Si nuestros pensamientos y actos son biológicos por naturaleza, entonces alentamos y somos respetuosos con el carácter sagrado de la vida. Y, de este modo, manifestamos la belleza y la salud dentro de un medio ambiente que nos incluye también a nosotros. ●

Estamos en el momento preciso para lo biológico, entendido como una idea, un proceso, un **estilo de vida** y un estado del ser. El movimiento biológico se hace más fuerte cada día y cuando te unas a este movimiento, formarás parte de una tendencia sin precedentes que está teniendo lugar en todo el mundo y que se encamina hacia un auténtico cambio de conciencia. Estamos asistiendo a un momento en el que todos nos cuestionamos nuestros **valores** y nos preguntamos: «¿Qué le estamos haciendo a nuestro entorno y, a la vez, a nuestra salud?». Mientras nos hacemos estas preguntas, también buscamos respuestas; soluciones que nos ayuden a sentirnos bien, a conseguir una salud excelente y a encontrar la paz interior. Y estas soluciones son las que nos conducirán hasta la **verdadera belleza**.

El resurgir de lo biológico

Personas de todo el mundo se están esforzando para que su estilo de vida sea más biológico. Lo biológico se ha convertido en la corriente dominante, y ya no se trata solamente de la comida. Sólo en Estados Unidos, las ventas de productos biológicos durante el año 2000 ascendieron a unos 6.600 millones de dólares. En 1989, el mismo mercado sólo había hecho ventas por valor de 78 millones de dólares. ¡Es un crecimiento de dos dígitos anuales durante más de diez años! Es evidente que no se trata de una moda. Es una prueba global de que la gente está muy concienciada con la salud del cuerpo y de la mente, y con la salud del medio ambiente.

Lo biológico concierne a la fuerza vital que es inherente a toda la creación. Mi propia definición de biológico es en cierto modo flexible, adentrándose en lo filosófico y lo científico, así como en lo que significa ser biológico en términos espirituales. Algunos de vosotros lo definiríais como algo producido sin pesticidas químicos tóxicos y sin fertilizantes cargados de nitratos, mientras que otros lo definirían como algo desarrollado en armonía con los ritmos naturales del universo. En realidad, ambas definiciones son correctas. Tanto si se refiere a alimentos o productos naturales con garantía sanitaria, como a ingredientes de larga tradición redescubiertos ahora en los mercados de productos biológicos, lo cierto es que éstos tratan de potenciar una vida saludable y hermosa. Todo organismo está influenciado por un delicado ecosistema del que forma parte. Tu propio cuerpo tiene su ecosistema. Si las toxinas ponen a este delicado medio en peligro físico, mental o espiritual, la fuerza vital es agredida. Vivir de un modo biológico consiste en despertar y recordar nuestra integridad. Y este conocimiento es tan profundo que cambiará tu vida para siempre.

Finalmente, lo biológico trata de potenciar una vida saludable y hermosa. Para simplificar la cuestión, examinemos lo biológico desde el nivel más básico. El cuerpo humano no es simplemente una sustancia estática. Por el contrario, es una energía un tanto vibrante. Si vamos al nivel más profundo, veremos que somos partículas subatómicas que dan vueltas a la velocidad de un relámpago, en el límite de convertirnos en sustancia. Esta fluctuación de energía y sustancia es la danza cósmica de la vida. Siete millones de hematíes aparecen y desaparecen de tu cuerpo cada segundo. Tu páncreas regenera todas sus células cada 24 horas. Las paredes del estómago se regeneran cada tres días; los leucocitos, cada diez; y la proteína del cerebro, cada mes. Cada minuto

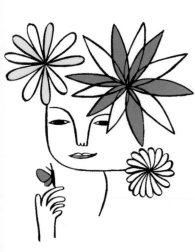

liberas cien mil células cutáneas. Tu cuerpo trabaja constantemente para regenerarse, pero para hacerlo de manera satisfactoria necesita nutrirse de pensamientos, alimentos y actividades óptimas.

Por eso, si percibimos que cambiar nuestras experiencias beneficiaría nuestra fisiología cuerpo-mente, deberíamos hacerlo. Todas las personas tienen el poder de tomar decisiones que les proporcionen equilibrio y armonía en la vida. Lo interesante es que, algunas veces, cambiar nuestras experiencias significa poco más que cambiar nuestras *percepciones* de aquellas experiencias. A lo largo de este libro compartiré contigo formas sencillas de expresar y disfrutar de las experiencias. De este modo estarás en la senda hacia la belleza natural.

Conciencia evolutiva

Nuestros pensamientos, creencias, sentimientos y valores afectan profundamente a nuestra forma de vivir. Investigando maneras de vivir más conscientemente, ampliamos las posibilidades de tener experiencias máximas; algo esencial para disfrutar de un estilo de vida biológico. Una decisión deliberada y con sentido tomada con una conciencia más clara desencadena cambios positivos e importantes.

Para algunas personas, estos cambios significarán volverse a conectar con el mundo de la naturaleza y para otras, mantener la conexión que ha existido durante toda su vida. De esta conexión proceden muchos cambios positivos, que se muestran a lo largo de toda la vida. Al fin y al cabo, formamos parte de la naturaleza y no estamos separados de ella. El medio ambiente es una extensión de nuestra fisiología cuerpo-mente. Somos tierra, agua y aire reciclados en carbono, oxígeno, hidrógeno, nitrógeno y azufre. Estamos hechos exactamente de la misma sustancia que todos los demás seres vivos y lo único que nos diferencia de ellos es la configuración de nuestro ADN.

¿Sabías que…?

- Según el Enviromental Working Group (organización de investigación medioambiental sin ánimo de lucro) a la edad de cinco años, millones de niños ya han ingerido más del 35 % de la exposición de toda una vida a algunos pesticidas cancerígenos.

- El Environmental Protection Agency (EPA) (Agencia para la Protección del Medio Ambiente de Estados Unidos) considera que el 60 % de los herbicidas, el 90 % de los fungicidas y el 30 % de los insecticidas son potencialmente cancerígenos.

- El National Academy of Sciences (Academia de Ciencias de Estados Unidos) calcula que los pesticidas son responsables de veinte mil casos de cáncer cada año.

- La EPA calcula que anualmente se aplican 1.043.362.200 kg de pesticidas en los cultivos, céspedes, jardines, parques, campos de golf y otros terrenos de Estados Unidos.

- The National Cancer Institute (Instituto Nacional de Oncología de Estados Unidos) descubrió un riesgo creciente de leucemia en los niños cuyos padres utilizaban pesticidas en sus casas y jardines.

El hombre no ha tejido la tela de la vida. No es más que un hil

Todo lo que ingerimos se convierte en los tejidos y los órganos que forman nuestro cuerpo: los alimentos que comemos, el agua que bebemos y el aire que respiramos. Elegir un estilo de vida biológico no sólo proporciona equilibrio y salud a nuestra propia fisiología, sino también al planeta.

La comprensión de la danza cósmica: los ritmos de la naturaleza

Algunas veces es más fácil comprender la importancia de nuestra conexión con la naturaleza si observamos las cosas desde un punto de vista más personal. Los ritmos circadianos (de 24 horas), las estaciones, las mareas y los ritmos lunares sincronizan todas las facetas de tu ser. Juntos, todos ellos controlan el flujo y el reflujo de tus funciones corporales, incluidos los ciclos del sueño y la vigilia, las temperaturas del cuerpo, los niveles hormonales y los ciclos menstruales. Para conocer tu mejor hora para despertarte, acostarte, comer, para realizar actividad física y para la creatividad, así como para la eliminación de toxinas, debes sintonizar con los ritmos de la naturaleza y con las sensaciones e intuiciones valiosas que hay dentro de ti.

Trabajar en turno de noche, realizar un vuelo transcontinental o hacer una comida copiosa antes de acostarte pueden desequilibrar tus ritmos biológicos. Cuando estos ritmos corporales se desvían de su camino pueden ocasionar disfunciones como el agotamiento, la mala salud física, el debilitamiento emocional y un malestar general que opaca tu belleza natural. Pero ahora volvamos a un nivel superior: cuando los ritmos naturales de nuestro planeta quedan afectados, la naturaleza se desequilibra de una forma no muy diferente a como lo hace el cuerpo humano.

La cooperación con la naturaleza

En la agricultura, y también en la jardinería, el calificativo *biológico* (o *ecológico*, en España) se refiere al proceso de cultivar plantas (con fines terapéuticos, textiles o alimentarios) en suelos enriquecidos biológicamente, es decir, sin pesticidas y fertilizantes químicos tóxicos, de tal forma que se proteja el medio ambiente y la misma plantación. La rotación de cultivos, los abonos vege-

de ésta. Haga lo que le haga a la tela, se lo hace a sí mismo.

Seattle, jefe de la confederación de indios Duwamish

tales y cereales como el centeno, la avena o la alfalfa nutren el suelo y reducen de manera importante la incidencia de las plagas. Estos cultivos de protección se siembran antes que el resto y producen gran cantidad de minerales y materia orgánica en descomposición que sirve de alimento a los microorganismos, hongos y lombrices del ecosistema.

La agricultura biológica es fruto de la reflexión, la pasión y el compromiso con la Madre Tierra. Además, la producción en suelos ecológicos estimula la agricultura sostenible y la biodiversidad, lo que asegura la producción de alimentos y productos de belleza biológicos.

La garantía sanitaria del producto biológico asegura su calidad

Los productos biológicos pasan rigurosos controles sanitarios en todo el mundo. Estos productos, ya sean vegetales o animales, no han sido sometidos a la ingeniería genética ni han sido irradiados para eliminar las bacterias. Además, los animales de la ganadería biológica nacen y viven al aire libre y son alimentados de forma natural (maíz, cebada, soja...). No son tratados con hormonas de crecimiento ni antibióticos, como en la ganadería convencional, para modificar su crecimiento y engorde, y cuando son sacrificados son sometidos al mínimo grado de estrés posible (con lo cual se depositan menos toxinas en la carne). Por tanto, cuantos más alimentos biológicos (vegetales o animales) consumas, tanto más sano se encontrará tu cuerpo.

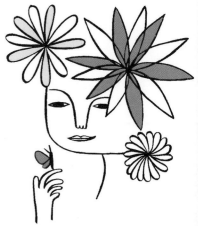

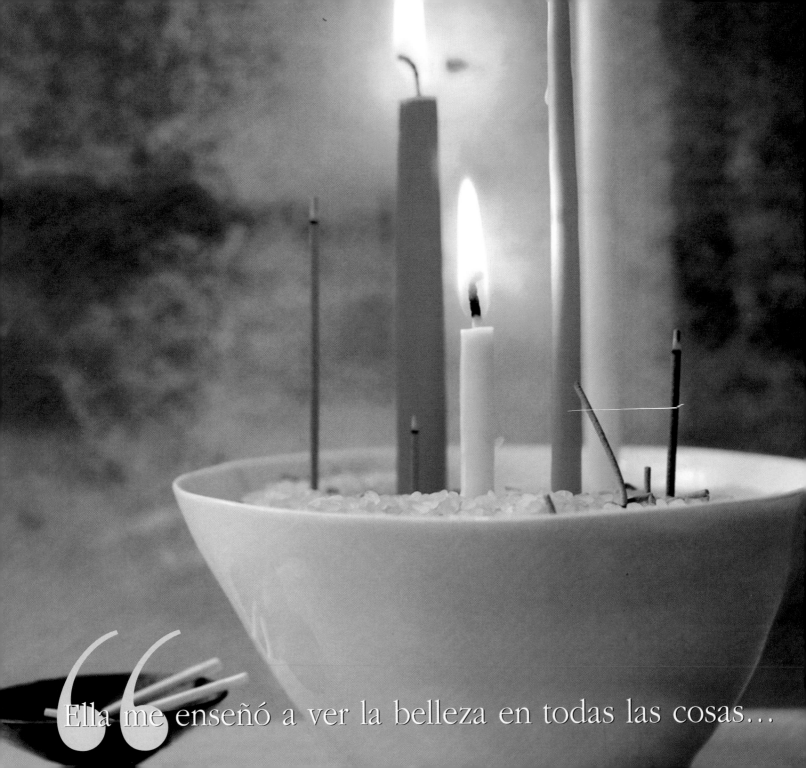

" Ella me enseñó a ver la belleza en todas las cosas…

CAPÍTULO 3

El espíritu
de la belleza natural

que en cada cosa vivía un espíritu…
Maria Campbell

El espíritu es la **fuerza vital** del universo, de la Tierra y de todos los seres vivos. Para experimentar el espíritu, primero tienes que admitir que no existe una dualidad —una separación— entre la mente y el cuerpo físico. Una vez que hayas comprendido esto, podrás hacer realidad el **éxtasis** de tu propia fisiología cuerpo-mente, que es el corazón y el alma de la belleza natural. Establecer esta conexión es el modo más seguro de descubrir tu auténtica belleza. ●

Cualquier propuesta que amplíe la conciencia, que nos ayude a tranquilizarnos y a reducir la velocidad de nuestra «mente traviesa» liberará la **energía** negativa y estimulará la conciencia del espíritu, creando la belleza natural, la belleza desde el interior hacia el exterior y desde el exterior hacia el interior. Esto permite que el **aura** especial de cada persona brille, mostrándotela a ti y a los demás a través de una acentuada vitalidad, de la forma de hablar, del porte **elegante** y de la gracia de movimientos. Empezarás a ver claramente todo lo que supone la fisiología cuerpomente. ¡Inténtalo! Obsérvate a ti misma leyendo este libro en este preciso momento. Mantén esta observación todo el tiempo que puedas. Cuando empieces a **compartir** de verdad tus propias experiencias contigo misma, te quedará claro dónde, cuándo y cómo un comportamiento o una actitud comprometen tu salud y tu belleza. Por el contrario, empezarás a identificar y a insistir en aquellas experiencias que **realcen** tu auténtica belleza.

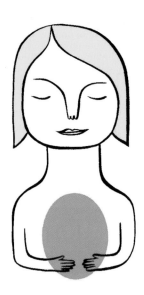

Despertar

«Despertar» es observar deliberadamente cómo experimenta la vida tu cuerpo-mente. Este concepto es todo lo biológico y natural que se puede experimentar. Cuando estás despierta, te observas a ti misma tomando decisiones; preferiblemente con el espíritu y dirigidas hacia éste, en vez de partir de necesidades físicas o hábitos adquiridos. Por ejemplo, examina tu manera de empezar el día: ¿sales de la cama enseguida y te diriges corriendo a la ducha, sin ser consciente de la hora, el día o el siglo en el que vives? Para ser testigo de un nuevo día, despiértate poco a poco y alimenta tu fuerza vital. Haz de levantarte cada mañana un ritual agradable.

Estírate. ¿Practicas yoga? Si no lo haces, te lo recomiendo encarecidamente.

Disfruta de un momento de meditación. Puede ser un instante breve de oración; unos cuantos minutos de completo silencio y de paz interior; un tiempo para reflexionar sobre el día que tienes por delante; o quizá un breve descanso en el que des las gracias por todo lo que te está ocurriendo.

Practica el automasaje. Utiliza aceite de almendras biológicas y unas pocas gotas de esencia de romero y lavanda para dar vida a tu piel.

Entra en la ducha. Sé consciente de ti misma y date un baño con productos naturales.

A medida que vaya transcurriendo el día, saluda a la gente, habla con ella y no la juzgues. Expresa tu gratitud por cada muestra de belleza que observes a tu alrededor. Para celebrar la vida de forma clara y sin prejuicios, muchos de nosotros necesitaremos hacer antes una «limpieza» interna y un importante cambio de actitud.

La limpieza de la casa

Dejar que los sentimientos controlen tu vida es una fuente importante de estrés, y ello se produce por una percepción errónea de las situaciones. Cuando aprendas a cambiar tu percepción de las situaciones o tu actitud hacia éstas, eliminarás la posibilidad de que te afecten negativamente. Se trata de un paso importante para fomentar la armonía necesaria para el bienestar emocional y

"Nadie puede hacerte sentir inferior sin tu

para conseguir una belleza extraordinaria. Además, también deja espacio para tu sonrisa, ¿y qué es más atractivo que una carcajada vibrante o una sonrisa deslumbrante?

Para empezar el proceso de limpieza, analiza tus sentimientos. Empieza simplemente por observar un determinado sentimiento durante una situación.

Identifica las sensaciones que el sentimiento produce en tu cuerpo.
Expresa con palabras o anota cómo te hace sentir este sentimiento.
Libera el sentimiento y celebra esta liberación. Ahora, este sentimiento negativo ya no te controlará más porque eres tú quien lo controla a él.

Si esta técnica te parece abrumadora, pídele ayuda a un amigo o a alguien a quien aprecies. O tal vez prefieras la ayuda de un profesional. Hablar con alguien que se encuentre fuera de tu estresante situación te puede proporcionar un alivio enorme, una renovación e incluso un renacimiento.

Si rehúsas hacerte una limpieza emocional periódicamente, y en su lugar te encierras en ti misma, te arriesgas a volverte insensible. Y, antes de darte cuenta, habrás pasado por la vida sin experimentar la auténtica alegría. Decídete a comprometerte con todos los aspectos de tu vida.

Próxima parada: la compasión

He tenido mucha suerte de trabajar con el doctor Deepak Chopra y me he sentido sumamente inspirada por él. El doctor Chopra dice: «Todos estamos haciendo lo mejor que podemos desde el nivel de conocimiento en el que nos encontramos». ¡Esta afirmación hace que mi mundo se estremezca!

Cuando tratas de comprender de dónde procede alguien, automáticamente te vuelves menos crítica. Cuando te vuelves menos crítica, te vuel-

¡Lánzate!

Conectar con el espíritu es un viaje interminable que con frecuencia te lleva sólo un poco más allá de la puerta principal de tu casa. Sé consciente de que esta senda implica los más grandes logros, pero también los más pequeños. Significa que cualquier cosa que nos permita sentir la fuerza vital que fluye libremente por nuestro cuerpo alimenta nuestra alma, refuerza nuestra autoestima y nos ayuda a recuperar toda la pasión que nos pertenece por derecho. Para ayudarte a encontrar tu propio camino de conexión con el espíritu, intenta cualquiera de las propuestas descritas en este capítulo. Lo único que te puedo decir es: «Lánzate sin miedo, el agua está a una temperatura muy agradable».

consentimiento.
Eleanor Roosevelt

ves más tolerante. Cuando te vuelves más tolerante, entonces también estás más capacitada para perdonar. Y cuando estás capacitada para perdonar, puedes amar incondicionalmente. La compasión origina una notable cadena de energía positiva que se traduce en la belleza más radiante de todas.

Calmar el estrés

El estrés se define como la incapacidad para hacer frente a una amenaza real o imaginaria contra tu bienestar personal, y produce una serie de respuestas y adaptaciones del cuerpo y de la mente. Se calcula que el ochenta por ciento de las visitas al médico de cabecera son por problemas relacionados con el estrés; motivo suficiente para que observes tus acciones, cambies tus actitudes y practiques la compasión.

Comprométete a vivir de forma consciente en vez de hacerlo a ciegas, y contempla todas las cosas que haces como algo sagrado y natural. Aprende a tranquilizarte. Si permites que el estrés crezca sin freno, puede reportarte graves consecuencias para tu salud física y mental. Piensa en qué te produce estrés; es importante que identifiques sus causas y descubras la forma de contrarrestarlas.

Un hermoso equilibrio

Así pues, ¿cómo encontramos el equilibrio —y por consiguiente el espíritu— en nuestras ajetreadas vidas? Existen muchas técnicas que puedes probar, incluidas las técnicas de respiración, meditación y yoga. La fitoterapia, los masajes y las esencias también te pueden servir de ayuda. Como es lógico, la actividad física moderada y regular también entraría dentro de las técnicas recomendadas. En resumen, ajustar lo que captas a través de los sentidos puede ayudarte a serenar los sentimientos estresantes, incluidos la ansiedad, la ira y la depresión, sólo para mencionar algunos.

Examinemos varias propuestas para realzar la conciencia, que ayudan a relajar el cuerpo y la mente y que, de este modo, ponen a tu alcance esa conexión vital que debes establecer con el espíritu.

Los ejercicios de respiración

Respirar es sinónimo de espíritu y vida. Cuando inspiras inhalas oxígeno, que pasa a tu sangre y, a través de las arterias, a todas las células de tu cuerpo. Cuando espiras expulsas dióxido de carbono, el cual hace que la hierba crezca más verde. La respiración natural crea un ritmo interno que hace funcionar tus órganos y sistemas en armonía. Parece sencillo, pero te asombraría saber cómo deja que desear la respiración de muchas personas.

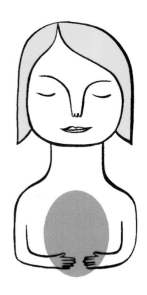

Para comprender el modo de respirar correctamente, observa a un bebé dormido. Su abdomen sube y baja cada vez que respira porque está utilizando el diafragma, un músculo membranoso que separa los pulmones —que se encuentran dentro de la cavidad torácica— de la zona abdominal. Los adultos tienden a mantener el diafragma paralizado de forma inconsciente. Comprueba tu respiración ahora mismo: ponte una mano sobre el pecho y otra sobre el abdomen. Inspira y espira. Intenta que el abdomen se expanda hacia fuera al inspirar profundamente y que se contraiga hacia dentro cuando espiras. Esto es respirar con el diafragma.

Cuando se hace correctamente, la respiración con el diafragma transporta el aire a las partes más bajas de los pulmones, donde el intercambio de oxígeno es más eficiente. Los efectos fisiológicos son enormes: el ritmo cardíaco se hace más lento, la tensión arterial disminuye, la digestión mejora, los músculos se relajan, la ansiedad se alivia y la mente se tranquiliza.

Cualquier persona puede utilizar la respiración para desarrollar mejores pautas de sueño, para mejorar la circulación de la sangre y para aumentar la conciencia. Un estudio mostró que la respiración con el diafragma reducía en un cincuenta por ciento la frecuencia de sofocos durante la menopausia. Los ejercicios de respiración también pueden ayudar a las personas que tratan de superar alguna adicción.

Un ejercicio de respiración sencillo

Realiza el siguiente ejercicio con cierta frecuencia. Se supone que te esforzarás de forma inconsciente en respirar con el diafragma. Puedes intentarlo sentándote bien erguida o estirada; preferiblemente en un lugar tranquilo donde nadie te moleste. Si lo prefieres, pon una mano sobre el abdomen mientras lo haces para sentir cómo entra y sale el aire. De este modo te aseguras de que lo estás haciendo bien.

Cuanto más tranquilo estés, más podrás oír.

Ram Dass

Inspira profundamente por la nariz. Siente el aire cálido fluyendo hasta lo más profundo de tus pulmones.

Visualiza la energía de esta respiración fluyendo por todo tu cuerpo.

Siente cómo se relajan tus músculos. Tu abdomen debería expandirse hacia fuera.

Espira poco a poco por la nariz. Tu abdomen se moverá hacia dentro. Mientras la respiración fluye hacia afuera, visualiza que desaparece todo tu estrés.

La visualización creativa

Mientras la comprobación te conecta con el momento real, la visualización (o imágenes) te lleva adonde te gustaría estar. La visualización es un método utilizado para crear imágenes atractivas en la mente, como una escena hermosa en un lugar relajante. En tu mente te familiarizas con cada detalle de ese lugar. Utiliza todos los sentidos. Experimenta los colores, olores, texturas y sonidos. Siente el movimiento del aire. ¡Acuérdate de respirar profunda y rítmicamente! Mantén esta visualización al menos de cinco a diez minutos.

Cuando hayas asimilado la visualización, descubrirás que es una técnica muy convincente para programar tu subconsciente para realzar tu belleza. Visualiza tu cuerpo fuerte y tonificado. Visualiza tu piel suave y resplandeciente. Visualiza tus ojos vibrantes, claros y brillantes. ¡Puedes manifestar lo que visualizas!

Repite esta técnica de respiración diez veces para una relajación rápida, o más veces para obtener mayores resultados. Existen muchas variaciones para realzar la experiencia; desde prolongar cada inspiración y espiración, hasta alargar todo el ejercicio. Puedes contar durante cada inspiración y espiración; quizá hasta cinco. (Se puede ajustar de acuerdo con tu capacidad pulmonar). También puedes combinar la respiración con una visualización más avanzada para acentuar la relajación. Imagínate que respiras el aire del océano, la esencia de las flores, o cualquier aroma que te dé paz. Intenta respirar profundamente con el diafragma al menos dos o tres veces cada día.

La meditación

La meditación ha sido y sigue siendo fundamental en la tradición espiritual de muchas culturas, y en ella encontramos una riqueza, profundidad y misticismo considerables. Cuando la meditación se realiza de forma consciente, puede alterar tu percepción y hacer que las cosas grandes parezcan muy pequeñas. Descubrirás que te vuelves más flexible y tolerante emocionalmente. Junto con los ejercicios diarios de respiración, la meditación ayuda a reducir el estrés y a encontrar la paz, por lo que te la recomiendo encarecidamente.

La meditación en la práctica

Lo ideal sería hacer de la meditación un ritual cotidiano, ya que los resultados son mayores si se practica de veinte a treinta minutos dos veces al día. Las mejores horas para la meditación son al amanecer y a la puesta del Sol, cuando las vibraciones de los ritmos circadianos son más relajadas.

Elige un lugar tranquilo para meditar. Y haz que se convierta en un lugar especial. Enciende una vela, quema una barrita de incienso o, si lo deseas, crea un altar.

Utiliza un mantra personal. Elige una palabra (*om* —la sílaba mística del budismo y el más sagrado entre los mantras—, «paz», «amor», tu nombre, etc.) o un canto. Si lo prefieres, sé consciente de tu respiración diafragmática durante unos minutos, acompañándola o no de posturas de yoga para tranquilizarte y centrarte en ti misma antes de empezar.

Siéntate en una silla con la columna vertebral erguida o siéntate en el suelo con las piernas cruzadas en la posición del loto. Los yoguis consideran esta postura una forma fácil de sentarse. Si necesitas apoyar la espalda, siéntate respaldado por una toalla enrollada o un cojín.

Cierra los ojos y traslada la atención hacia tu respiración. Respira de manera profunda, suave y natural. Presta atención al fluir de la respiración al inspirar y espirar, sin tratar de alterarla o controlarla. Si te distraes con pensamientos, sonidos o sensaciones, deja que vayan y vengan mientras vuelves a concentrar la atención en tu respiración.

Continúa este proceso durante veinte o treinta minutos. Abre los ojos poco a poco y con delicadeza. Vuelve a ser consciente de lo que te rodea.

Con la simple intención de meditar ya te estás beneficiando de lo que te aportará esta práctica.

La conciencia en acción

Cada minuto que dediques a hacer ejercicio es una bendición para tu cuerpo, tu mente y tu espíritu. La actividad física es vital para nuestro bienestar, y es uno de los embellecedores más poderosos.

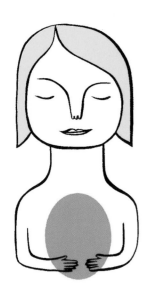

Somos pesos pesados

Tan sólo el 26 % de la población estadounidense hace ejercicio regularmente. Si tú no estás dentro de ese porcentaje, la gran duda es cómo convencerte a ti misma para que seas una persona activa. Utiliza tus técnicas de visualización para imaginarte haciendo ejercicio. Tal vez puedas imaginarte a los 65 años haciendo surf, recorriendo tranquilamente la ciudad en bicicleta o corriendo ocho kilómetros cada mañana. Siente lo sana, vital y llena de energía que te encuentras, disfrutando al máximo de cada momento y de cada día. No obstante, he aquí una advertencia: todas aquellas personas que no estén acostumbradas a la actividad física deberían ser sometidas a un chequeo por su médico de cabecera. Cuando tengas la aprobación de un experto visualízate, en primer lugar, levantándote del sofá y moviéndote lentamente, pero con fuerza y seguridad.

Si la visualización no consigue hacerte mover, quizás lo hagan los siguientes datos:

● La actividad física beneficia tus sistemas muscular y óseo, el corazón y los vasos sanguíneos, los procesos corporales y mentales, y la longevidad. Esto se debe principalmente a un mejor funcionamiento cardiovascular y respiratorio, lo que aumenta el transporte de oxígeno y de nutrientes a cada célula de tu cuerpo.

● La actividad física aumenta el transporte de dióxido de carbono y de productos residuales de los tejidos del cuerpo al torrente sanguíneo y a los órganos excretores. La combinación de estas acciones aumenta tus niveles de energía, tu resistencia y tu capacidad de hacer frente al estrés.

● Las personas que hacen ejercicio regularmente tienden a tener una mayor autoestima y, en general, son más felices.

● En lo que se refiere a la belleza exterior, cuanto más eficaz sea la circulación de la sangre, tanto más hermosos se mostrarán tu piel, tu cabello, tus uñas y tus ojos. ¡Mostrarás a todos una belleza radiante!

“La salud es la segunda bendición de la que nosotros los mortale

Hagamos ejercicio físico

El ejercicio físico implica actividades cardiovasculares, de flexibilidad y de fortalecimiento. Trata de combinar estos tres tipos de ejercicios en tu rutina diaria.

La actividad cardiovascular o aeróbica reduce el estrés y mejora la salud del corazón, el sistema inmunológico, la resistencia física, la longevidad y la calidad de vida en general. Por cada hora de actividad de aeróbic, podría haber un aumento de dos horas de vida. Considera la posibilidad de hacer caminatas a paso rápido, jogging, nadar, ir en bicicleta, bailar y el poder del yoga.

Los ejercicios de flexibilidad van muy bien para aliviar la tensión física, mejorando tu capacidad de movimiento y tu agilidad, y ayudándote a conectar cuerpo, mente y espíritu. El hecho de concentrarte en la respiración durante estas actividades te conecta con tu energía interna. Prueba el yoga o los ejercicios de tai chi.

Las actividades de fortalecimiento o musculación aumentan tu fuerza, resistencia física y capacidad de coordinación. Además de los beneficios estéticos, tu cuerpo eliminará las grasas de un modo más eficaz. Puedes utilizar pesos libres o máquinas para ejercitar tus músculos, practicar asanas de yoga o hacer los ejercicios de flexibilidad y fortalecimiento muscular de Pilates.

El yoga

Te habrás dado cuenta de que el yoga aparece en las tres categorías anteriores. Para muchas personas, se trata de una actividad física nueva e inspiradora, pero en realidad ¡existe desde hace más de cinco mil años! El yoga es una antigua disciplina hindú cuyo nombre significa 'unión' o 'yugo', y puede ser toda una filosofía de vida. Puede ayudarte a unir mente, cuerpo y espíritu. Las posturas del yoga o asanas, tranquilizantes pero vigorizantes cuando se acompañan de una respiración consciente, pueden hacerte más fuerte y flexible a la vez que elevan tu conciencia.

Ama a quien eres

Cualquier enfoque que realce la conciencia, en el que te ejercites desde el interior al exterior y viceversa, puede ayudarte a serenar la fisiología cuerpo-mente y de este modo conectarte con tu espíritu. Mientras ejercitas el cuerpo y la mente, ¡acuérdate de seguir en contacto con la realidad! Reconoce que cada uno de nosotros ha nacido con una apariencia corporal particular. No intentes adoptar los cuerpos de fantasía de las modelos profesionales. Ni la visualización, ni la actividad física pueden cambiar los límites de la realidad. Sin embargo, ambas prácticas pueden ayudarte a convertirte en lo mejor que puedes ser.

ɔmos capaces, una bendición que el dinero no puede comprar.

Izaak Walton

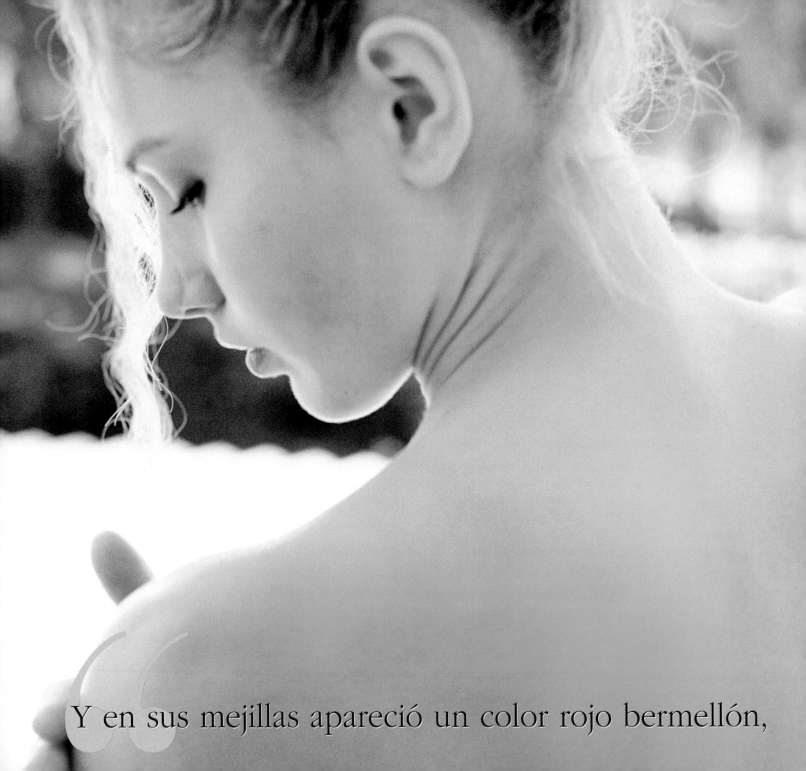

" Y en sus mejillas apareció un color rojo bermellón,

CAPÍTULO 4

La naturaleza
de la piel

como rosas desparramadas en un parterre de lirios...

Edmund Spenser

Observemos la piel en su flagrante **desnudez**. La piel es el mayor órgano del cuerpo, y pesa entre 2,7 y 5,4 kg. La **piel**, en constante actividad, elimina más de un millón de células cada hora. Un solo centímetro cuadrado de piel contiene 200 terminaciones nerviosas, 100 glándulas sudoríparas, 15 glándulas sebáceas, 10 vellos, 2 receptores del frío y 25 receptores sensibles a la presión. ● La piel te salvaguarda de la lluvia, de la nieve y del sol, y te protege con su manto de humedad y aceites naturales. La piel inspira **oxígeno** y espira dióxido de carbono. Es un órgano fundamental para la eliminación de toxinas y regula la temperatura del cuerpo. También está implicada en el metabolismo y almacenamiento de grasas. Cuando se expone al sol, produce vitamina D, que es de una **importancia vital**. ● En realidad, la piel nos conecta con la vida, ya que a través de ella empezamos a experimentar el sentido del tacto y a conocer nuestro entorno. Piensa en todas las **sensaciones** con las que la piel te deleita, sea mediante la acción o la recepción del tacto. En las zonas más internas de nuestro cuerpo –y sin que seamos conscientes de ello– la simple acción de acariciar la piel libera todo un torrente de **agradables** sustancias químicas naturales. Una amplia gama de experiencias vitales se proyecta tanto en la superficie como en lo más profundo de la piel. Tu piel es todo esto y mucho más... ¿Cómo se encuentra hoy?

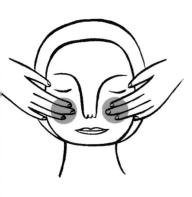

La anatomía de la piel

Hablemos por un momento de la anatomía de la piel. Esto te ayudará a concebir un método equilibrado para su cuidado y, a la larga, mantenerla sana y de aspecto juvenil. Tu piel tiene tres capas: la epidermis, la dermis y la capa subcutánea o hipodermis. Cada capa tiene sus propias funciones y necesidades.

La epidermis. Es la capa más externa y la que contiene melanina, la sustancia que le da color. La epidermis es el primer lugar donde comprobarás los resultados positivos de un régimen continuo para su cuidado. Las células cutáneas más profundas de la epidermis están vivas y se reproducen, pero cuando estas células llegan a la capa más externa se han convertido en queratina o han muerto. Estas células muertas, mezcladas con las secreciones cutáneas de sebo y sudor, impermeabilizan la piel. Es importante deshacerse de estas células de forma ininterrumpida para evitar una piel seca y apagada, y unos poros obturados.

La dermis. Está compuesta de tejido conectivo –que contiene una parte del suministro de sangre a la piel–, conductos linfáticos, terminaciones nerviosas, glándulas sebáceas y sudoríparas, y folículos pilosos. Este tejido conectivo se compone principalmente de colágeno y de fibras elásticas, y proporciona elasticidad, firmeza y fortaleza. Si se descuida este tejido, podrían formarse arrugas y producirse flacidez. El objetivo fundamental de tus cuidados diarios debería ser nutrir y proteger esta capa, pero desconfía de los productos de venta sin receta que pretenden restablecer la dermis – los ingredientes de estos productos no pueden penetrar en la dermis porque, si lo hicieran, serían productos medicinales. La mejor manera de proteger la dermis es utilizar un filtro con factor de protección solar SPF 15 –o más– siempre que salgas de casa.

La capa subcutánea. Se trata de una capa grasosa formada principalmente por tejido adiposo que se encuentra bajo la dermis. La capa subcutánea también incluye una parte del suministro de sangre de la piel. Esta capa protege los órganos internos y proporciona aislamiento térmico. Los ácidos grasos esenciales nutren y lubrican esta capa. Para asegurarte de que obtienes la cantidad suficiente de ácidos grasos, tómate de una a dos cucharadas de aceite de semillas de lino cada día, acompañadas con al menos dos cápsulas diarias de 500 mg de aceite de borraja o de prímula u onagra. Tu piel y tu cabello se beneficiarán.

A lo largo de todo este capítulo, mencionaré estas cinco técnicas básicas para el cuidado de la piel.

1. La limpieza. El lavado de la piel con una crema limpiadora suave para eliminar la suciedad y la grasa y equilibrarla.

2. La tonificación. La aplicación de una loción clarificante para reforzar y estimular el tejido cutáneo, reducir el tamaño de los poros y eliminar los residuos de la crema limpiadora.

3. La hidratación. La aplicación de lociones o cremas hidratantes que sean humectantes (que le aporten humedad), emolientes (que conserven la humedad que ya tiene) y lubricantes (que depositen una capa protectora en su exterior).

4. La exfoliación. La retirada de las capas superiores muertas de las células cutáneas y los residuos para estimular una mejor renovación celular y prevenir la obturación de los poros.

5. La protección. Cumplir con las cuatro técnicas anteriores da como resultado, a la largo plazo, la protección vital que nuestra piel necesita; protección que estimula la renovación saludable de las células cutáneas, protege su manto ácido natural y ayuda a mantener su firmeza, elasticidad y resistencia natural.

La protección de la piel

Los objetivos más importantes del cuidado de la piel son estimular la rápida renovación de las células cutáneas y conservar el manto ácido natural, que es una combinación de sebo y sudor que el cuerpo segrega para hidratar la superficie de la piel. Conseguir estos objetivos ayudará a reponer el colágeno y la elastina (proteína principal de las fibras elásticas de la piel) lesionados, para mantener su firmeza, elasticidad y resistencia.

En este capítulo estudiaremos varios métodos para optimizar la renovación celular del interior al exterior, y viceversa. Uno de ellos consiste en utilizar mascarillas limpiadoras y ácidos alfa hidróxidos (AHA) y beta hidróxidos (BHA) para ayudar a la renovación eficaz de las células cutáneas. Estos ácidos de naturaleza biológica exfolian las células muertas de la superficie. Y, a diferencia de los *peelings* químicos recetados por algunos dermatólogos, los ácidos AHA no penetran más allá de la epidermis y, por consiguiente, son mucho más suaves.

Gammy solía decir: «Restregar demasiado elimina

Para proteger el manto ácido de la piel que cubre todo tu cuerpo, al lavarte utiliza cremas limpiadoras suaves y equilibradas. Evita los jabones corrientes, que tienden a ser más ásperos.

¿Por qué un cuidado biológico de la piel?

Mientras somos jóvenes, nuestro cuerpo está programado para mantener una piel tersa y suave; sin embargo, a medida que envejecemos empieza a trabajar de un modo menos eficaz, se debilita, pierde elasticidad y se vuelve flácida. La exposición al estrés —medioambiental, físico o mental— no hace más que agravar este proceso natural de envejecimiento. Y que conste que cuando hablo de una piel envejecida no me refiero a la piel propia de los cincuenta o sesenta años. Si la piel no recibe el cuidado apropiado, estos cambios pueden empezar a una edad mucho más temprana.

Un cuidado apropiado *no* tiene por qué significar la utilización de una gran cantidad de productos caros y sofisticados. A lo que me estoy refiriendo es a un cuidado biológico, a una forma relativamente sencilla y holística de potenciar la capacidad natural de la piel para mantenerse en buen estado. Se trata de terapias que tratan la piel desde el interior al exterior y viceversa.

¿Cuál es el estado de tu piel?

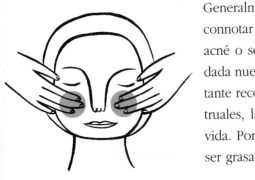

Generalmente, la piel se clasifica como normal, seca, grasa, mixta, sensible o madura (que puede connotar una variedad de estados, incluidos el seco y escamado, grasiento, con propensión al acné o sensible). Algunos expertos se preguntan si en estos tiempos aún existe la piel normal, dada nuestra exposición a las toxinas físicas, emocionales y medioambientales. Además, es importante recordar que su clasificación es tan variable como las estaciones y la edad, los ciclos menstruales, la toma de medicamentos, las influencias medioambientales y los diferentes estilos de vida. Por consiguiente, tu tipo de piel es siempre transitorio. La piel que es normal hoy, puede ser grasa mañana. Por esta razón, debes ser consciente y adaptarte a su cuidado.

completamente la vida de las cosas».

Betty MacDonald

La piel normal

El aspecto más importante del cuidado de la piel normal es la prontitud en mantenerla en ese estado; es decir, ¡cuidarla, cuidarla y cuidarla! Un programa para este tipo de piel no debería eliminar la humedad ni los aceites naturales, ni debería poner en peligro de ninguna manera su capa protectora.

La piel seca

El aspecto apagado –a veces escamoso– y la sensación de aspereza, tirantez y posiblemente de irritación son característicos de la piel seca. Este tipo de piel necesita humedad o grasa para mantenerse flexible y sana. Las cremas hidratantes humectantes (que son capaces de atraer y retener la humedad) y emolientes (que son capaces de inhibir la pérdida de humedad y, por tanto, tienen un efecto suavizante) son las más efectivas para humedecer la capa exterior de la epidermis. He aquí algunas sugerencias para tratar y nutrir la piel seca de la mejor forma:

● Deja de utilizar jabones y desodorantes bactericidas; resecan y desequilibran la flora de la piel. Además, las investigaciones han descubierto que la utilización continuada de estos jabones está ayudando a crear nuevas formas de bacterias resistentes a los antibióticos.

● Cuando te bañes reduce el tiempo que pasas bajo el agua, utilízala tibia o templada, y elimina todas las cremas limpiadoras. Por la mañana, rocíate la cara con agua fría (preferiblemente agua filtrada) y, a continuación, aplícate un tónico suave y una crema hidratante.

● Utiliza toallas orgánicas (hechas 100 % de algodón cultivado biológicamente) y ropa de baño suave al tacto. Mientras te secas, ve dándote palmadas con la toalla hasta que la piel apenas quede húmeda y después aplícate una crema hidratante. El hecho de aplicar la crema hidratante sobre la piel húmeda sirve para retener y conservar una humedad mayor.

● Bebe infusión de bardana para limpiar la sangre. Endulza la infusión con un poco de raíz de regaliz o edulcorante natural extraído del arbusto *Stevia rebaudiana*. Hazlo varias veces al día durante una semana y repítelo cada pocos meses. Esta práctica va particularmente bien para la circulación sanguínea (limpia y desintoxica la sangre), y todo lo que se haga por ella ayuda a proporcionar más nutrientes para tu piel.

La piel grasa

La grasa o sebo que segregan las glándulas sebáceas ayuda a mantener la piel lubricada y a eliminar las células muertas; sin embargo, en este tipo de piel la grasa se produce en exceso. Mientras que esta piel suele tener un origen genético, los malos hábitos nutricionales, un cuidado inadecuado o el estrés pueden empeorar la situación. Se requiere un cuidado escrupuloso para asegurar que toda esta grasa excesiva no cierre los poros, los obture y acabe provocando acné.

Aquí tienes algunos de mis tratamientos preferidos biológicos para la piel grasa:

● Utiliza una crema limpiadora suave con agua templada. El agua caliente y las cremas abrasivas sólo dan lugar a que la piel se estropee más rápido.

● Evita que los productos para el cuidado del cabello te caigan sobre el rostro o, por lo menos, elimina a conciencia cualquier producto que te toque la piel. Si no realizas un enjuague completo, podrías terminar obturando sus poros.

● Utiliza fórmulas y cosméticos para el cuidado de la piel a base de agua y que no obturen los poros.

Desnúdate

Regálate una saludable dosis de desnudez cada día: duerme desnuda, bébete el café de la mañana sin ropa y date un masaje por todo el cuerpo antes de ducharte con un aceite vegetal biológico, como el aceite de almendra dulce. Aquí reside una gran verdad: sentirte cómoda con tu propia desnudez no sólo te proporciona un placer enorme, sino que te permite distinguir los cambios en tu piel; cambios que tal vez requieran atención médica. ¿Qué estás esperando? Vamos, siéntete cómoda con la piel que te envuelve.

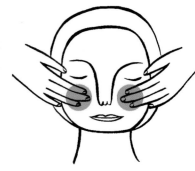

- Desmaquíllate siempre antes de acostarte.

- Cuida tu dieta. Una dieta equilibrada basada en alimentos biológicos será más beneficiosa para tu piel de lo que podría serlo cualquier producto de venta sin prescripción médica.

- ¡Relájate! El cuerpo produce más hormonas andróginas cuando está estresado, y estas hormonas estimulan a las glándulas sebáceas para que generen más cantidad de sebo.

La piel mixta

Al evaluar la piel de tu rostro y de tu cuerpo, podrás comprobar que tienes una combinación de tipos de piel. Este hecho requiere un tratamiento diferente en las distintas zonas o alternar tratamientos durante la semana. Por ejemplo, si tienes una zona grasa en forma de T, por la franja vertical de la frente, la nariz y la boca, y piel normal o seca en el resto de la cara, aplica una mascarilla basada en arcilla en la zona grasa y una mascarilla hidratante cremosa en la zona seca. (Para más información sobre mascarillas, lee la sección «Mascarillas y exfoliantes naturales» en la página 50). Además de hacer la combinación más adecuada de tratamientos, utiliza productos que contengan plantas o aceites esenciales que ayuden a mantener el equilibrio de la piel, como la caléndula, la manzanilla o la lavanda.

Las pieles sensibles y maduras

Los productos y tratamientos suaves son fundamentales para las pieles sensibles y maduras, que se benefician de los masajes cutáneos con plantas y aceites esenciales. Como ninguno de estos tipos de cutis responde bien a los *peelings* químicos, tal vez quieras probar en su lugar un *peeling* de fruta ligera ácida o de enzimas que ayuden a eliminar las células muertas.

En las mujeres menopáusicas, parece que los suplementos de estrógeno aumentan el grosor de la piel, su grado de humedad y el número de fibras de colágeno, a la vez que reducen la profundidad de las arrugas y el tamaño de los poros. No estoy sugiriendo una terapia de sustitución

Hacer frente al acné

Si padeces acné, te recomiendo que acudas al dermatólogo, ya que algunas causas y soluciones al acné entran en su especialidad. El tratamiento debe ser suave y regular, con productos biológicos de alta calidad. Especialmente recomendable es el aceite esencial de árbol del té cuando va a aparecer una erupción. Sólo tienes que poner una gota de este aceite —disponible en las tiendas de dietética— en un bastoncillo de algodón biológico, y aplicarlo sobre la zona afectada. No lo enjuagues. También puedes probar con una loción tonificante a base de aceites esenciales de menta o limón, y humedecer ligeramente esa zona con ella durante el día. Para hacer una loción tonificante, añade de tres a cinco gotas de aceite esencial en 225 ml de agua, agítalo a conciencia y deja reposar la mezcla durante 24 horas. Pásala por un filtro de café de papel ecológico, vierte la mezcla en una botella limpia con atomizador y rocíate el rostro después de limpiarlo o simplemente para refrescar la piel. Si tienes la piel grasa, comprueba en las etiquetas que los productos biológicos lleven los ingredientes siguientes: caléndula, manzanilla, salvia, vitamina A (beta-caroteno), vitaminas C y E, y milenrama.

hormonal como una solución para la piel envejecida, sino que investigues terapias naturales de sustitución de hormonas con tu médico o con alguna otra persona especializada.

Hoy en día existe una gran variedad de productos en el mercado dirigidos al cuidado de la piel madura y a la reacción de ésta a la reducción de hormonas naturales. Cuando busques alguno de estos productos, comprueba en la etiqueta si contiene uno o más de los ingredientes siguientes; todos ellos muy apreciados por su efectividad sobre la piel madura: la hormona dehidroepiandrosterona (DHEA), el éster C, el ácido alfa lipoico, el aceite de semillas de cáñamo índico (*Cannabis sativa*), la manzanilla, los liposomas, la vitamina A (beta-caroteno), y las vitaminas C y E.

Secretos de una piel sana

La piel sana rebosa una energía vibrante. Es radiante, suave y elástica, y también presenta un ligero rubor por la inmejorable circulación sanguínea. Los antioxidantes trabajan a pleno rendimiento, las hormonas están equilibradas y el estrés se encuentra bajo control. Las glándulas sebáceas y sudoríparas hidratan la piel de forma eficiente, lo que mantiene el manto ácido natural de la piel.

La piel sana y de aspecto juvenil experimenta un estado constante de renovación, regenerando y eliminando las células cutáneas en una especie de danza interna. Cada célula de tu cuerpo se comunica y trabaja en armonía. Es sinergia en movimiento.

Este magnífico y delicado equilibrio es, en realidad, el modo en el que reacciona tu piel, y puedes ponerlo en peligro muy fácilmente. A veces, simplemente no nos damos cuenta de que nuestras actividades rutinarias están dañando nuestra piel.

A continuación te sugiero unas cuantas maneras, totalmente naturales, de tener una piel hermosa y sana.

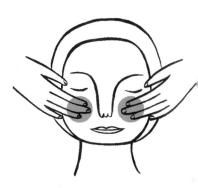

Reduce el estrés

Cuando te enfrentas a un estrés excesivo, tu cuerpo tiende a desviar de forma natural una cantidad extra de sangre nutritiva a los órganos internos. Esto forma parte de la respuesta del tipo «lucha o huida», que es una medida auténticamente preventiva para el corazón, los riñones y el hígado. Sin embargo, este fenómeno priva a la piel de su suministro de sangre y causa estragos en su aspecto. El estrés también puede deprimir el sistema inmunológico, lo que provoca que la piel sea presa fácil para los virus que causan los herpes y otras dolencias. Para proteger y devolver el equilibrio a tu piel, necesitas controlar el estrés. Recuerda que adonde vaya un pensamiento, va una molécula. Visualiza una piel hermosa. Medita, respira profundamente, baila o haz lo que sea necesario para relajarte y vigorizarte. De esta manera, calmarás tus hormonas y descubrirás un cambio enorme en el estado de tu cutis, en particular en lo que se refiere al problema del acné.

Come correctamente

Una dieta variada de alimentos integrales biológicos, con un equilibrio de proteínas, hidratos de carbono, grasas monoinsaturadas y antioxidantes naturales proporciona todos los nutrientes necesarios para generar una piel sana. Necesitamos las proteínas para el crecimiento y la regeneración de la piel; y el suministro de antioxidantes, para evitar el daño de los radicales libres. Sin embargo, también puedes beneficiarla reduciendo la ingestión de grasas saturadas animales y evitando los ingredientes artificiales y las sustancias químicas contaminantes.

Podrían decirse muchas más cosas sobre la incidencia de la nutrición en la belleza de la piel, pero eso alargaría excesivamente el libro. Por eso, para acabar sólo recordemos que una buena nutrición es absolutamente vital para una piel hermosa. La dieta repercute en todo el organismo, y si una parte de ti deja de funcionar del modo apropiado, los efectos residuales acabarán haciendo mella en la piel. Para más información sobre propuestas progresivas de nutrición, consulte el capítulo «Bibliografía» en la página 137.

Ácido fólico. Se encuentra en las verduras de hoja verde (como la remolacha, el cardo mariano, la col rizada y las espinacas), las judías germinadas, las legumbres, los cacahuetes, el germen de trigo y la levadura.

Ácidos grasos esenciales. Se encuentran en el pescado, las semillas de lino y los aceites de semillas de lino.

Calcio. Se encuentra en los productos lácteos, el brécol, la coliflor y las judías (incluidas las judías azuki, las almendras, las judías de soja y las alubias pintas).

Cinc. Se encuentra en los espárragos, los huevos, las endibias, la langosta (y otros mariscos), las setas, los mejillones, las ostras, las semillas de calabaza, las nueces de pecana, los rábanos, el pavo y los cereales integrales.

Complejo vitamínico B. Se encuentra en los aguacates, la melaza, la levadura de cerveza, el pollo, la berza, el pescado, las verduras de hoja verde, la col rizada, el hígado, las patatas, las judías de soja y los cereales integrales.

Hierro. Se encuentra en los albaricoques, el arroz integral, los cereales (como las mezclas de cereales similares a la granola), las verduras verdes, el mijo, la avena, carne de vísceras (como el hígado), la carne roja, las pasas, el trigo y el pan integral.

Magnesio. Se encuentra en los aguacates, las verduras de color verde oscuro, los albaricoques secos, el pescado, los frutos y semillas secos (como las semillas de sésamo y de girasol), los alimentos elaborados a partir de la soja y los cereales integrales.

Proteínas. Se encuentran en los productos lácteos, los cereales, las legumbres, la carne, los frutos y semillas secos, y los alimentos elaborados a partir de la soja.

Selenio. Se encuentra en las nueces de Brasil, la levadura de cerveza, el ajo, el hígado, las cebollas, los mariscos, el germen de trigo y los cereales integrales.

Vitamina A. Se encuentra en las frutas y verduras rojas y amarillas (como las zanahorias, los melocotones y las calabazas); en las verduras de hoja verde (como el brécol), y en las verduras de hojas oscuras, los huevos, el queso fuerte y el hígado.

Vitamina B$_{12}$. Se encuentra en el pollo, el queso cremoso o requesón, los huevos, el eglefino, el fletán atlántico o halibut, el hígado, el atún y el yogur.

Vitamina C. Se encuentra en el brécol, los cítricos, el kiwi, los pimientos, las patatas, los boniatos, la fresa y la sandía.

Vitamina E. Se encuentra en los aguacates, el aceite de germen de trigo prensado en frío y el aceite de alazor, los huevos, las verduras de hoja verde y el pescado graso (como el salmón y la caballa).

"

Deja que las cosas bellas que amamos sean las que

Practica la protección solar

Aunque el sol produce vitamina D para el organismo, necesitamos tener mucho cuidado en lo que se refiere a la exposición a los rayos solares. Probablemente, muchas de las arrugas de la cara y noventa por ciento de todos los cánceres de piel se deban al daño producido por el sol; el llamado «fotoenvejecimiento». Para reducir al mínimo el daño causado por el sol, intenta evitar exponerte directamente los rayos solares cuando son más intensos —entre las diez de la mañana y las tres de la tarde— y cuando salgas de casa, independientemente de la hora o de la intensidad del sol, utiliza siempre un filtro con un factor de protección solar SPF 15 o más. Es mejor aplicar el filtro solar de veinte a treinta minutos antes de salir y volverlo a aplicar varias veces al día. Para lograr que el producto sea más efectivo, busca en la etiqueta el ingrediente Parsol 1789 (conocido también como «avobenzona») para protegerte de la radiación ultravioleta A (UVA) de onda relativamente larga, y minerales naturales como el dióxido de titanio y el óxido de cinc para protegerte de la radiación ultravioleta B (UVB) de onda relativamente corta. Se dice que el óxido de cinc micronizado, versión muy pura del óxido de cinc, ofrece protección para estas dos clases de rayos.

Deja de fumar

Consulta con un terapeuta o con un hipnotizador, ponte parches o mastica chicles... Haz lo que sea necesario para dejar de fumar. Y hazlo no sólo por tu salud general –lo cual ya es una razón de peso,– sino también porque fumar ocasiona un enorme perjuicio a la piel (aunque el daño producido por el sol es el mayor de todos). Fumar es perjudicial por dos razones. En primer lugar, los movimientos faciales constantes producen marcas. En segundo lugar, la acumulación de alquitrán reduce el diámetro de los vasos sanguíneos que nutren la piel. El resultado es que la piel no se recupera tan bien de las lesiones como cuando, por ejemplo, están ocasionadas por el sol, aun siendo éstas las lesiones más perjudiciales de todas.

Esos rayos que nos queman

La exposición a los rayos UVA y UVB de la luz solar causa un descenso brusco de los antioxidantes protectores y estimula la formación de una cantidad tremenda de radicales libres que pueden perjudicarte a nivel interno y externo. Los rayos UVB son la causa de que se queme la capa externa de la piel, mientras que los UVA ocasionan daños más importantes en las capas interiores, en la dermis y la capa subcutánea. La combinación de ambos descompone las fibras elásticas de la piel y el colágeno. Estoo se refleja en una piel reseca, áspera y arrugada y, posiblemente, en cáncer de piel y cataratas.

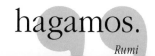

hagamos.
Rumi

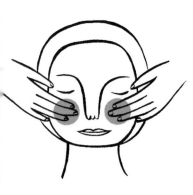

Báñate en humedad

El agua es el humectante más barato y eficaz, así que bébela. El agua, una vez ingerida, oxigena y optimiza el metabolismo de todo el cuerpo; en particular del cerebro, del hígado y de los riñones. También hace trabajar las funciones de evacuación de forma óptima. El agua es absolutamente fundamental para una hidratación apropiada porque mantiene la piel húmeda, flexible, suave y limpia. Bebe cada día ocho vasos de agua purificada (embotellada) o de agua filtrada (mediante un accesorio en el grifo) y, desde luego, *ningún* otro líquido la puede sustituir. Si el agua que te suministran está tratada con cloro, pon un filtro en el grifo de la ducha para que no absorbas cloroformo (triclorometano) en los pulmones y en la piel.

Haz ejercicio físico y descansa

El ejercicio beneficia la piel al aumentar la circulación de la sangre, que a su vez nutre las células de la piel y ayuda a eliminar las toxinas, a controlar el estrés y a favorecer un sueño reparador. Y hablando de sueño, tal vez éste sea tu momento de inactividad, pero es cuando la piel —y todo el cuerpo— está ocupado regenerando, renovando y restableciendo los tejidos.

Productos para cuidar tu piel

Lo que te aplicas en la piel y cómo lo haces tiene a la larga un papel importante en su belleza. Los productos que contienen ingredientes de poca calidad pueden acabar lesionando la piel, resecándola, obstruyendo los poros, irritándola o produciendo reacciones alérgicas. Por esta razón, los productos biológicos son los únicos recomendables. Éstos contienen extractos de plantas e ingredientes integrales biológicos con garantía sanitaria, exentos de las sustancias tóxicas utilizadas en muchos productos no biológicos para el cuidado de la piel. Si tienes que comprar un producto convencional, lee la lista de ingredientes en la etiqueta y evita cualquiera que contenga sustancias petroquímicas, fragancias sintéticas, colores artificiales, conservantes, detergentes fuertes y alcohol.

Aparte de los productos biológicos para el cuidado de la piel comprados en tiendas, también puedes preparar tus propios productos, incluidas algunas cremas limpiadoras, tónicos y cremas hidratantes sencillas, pero muy eficaces. No obstante, no puedo dejar de recalcar lo siguiente: nunca utilices alimentos caducados ni rancios (el yogur y algunos aceites tienen fechas de caducidad *explícitas*). Siempre debes tener en cuenta cualquier ingrediente cuya preparación final necesite su conservación en el frigorífico. Asegúrate también de enjuagar a conciencia cualquier tipo de producto para el cuidado de la piel. Aunque no lo creas, los esteticistas profesionales encuentran con frecuencia clientes con infecciones por hongos o estafilococos producidas por productos para el cuidado de la piel que contenían ingredientes en mal estado.

Independientemente de los productos que elijas, cuando actúes sobre tu piel, hazlo siempre dando un masaje con delicadeza. Estirar violentamente, restregar o tocar de forma brusca con los dedos, toallas o pañuelos pueden lesionarla. Busca tejidos de fibra de algodón ecológico cien por cien natural.

Las vitaminas apropiadas para la piel

Hoy en día, muchos productos para el cuidado de la piel contienen vitaminas, y se dice que gracias a ellas mejoran el aspecto de la piel cuando se aplican localmente. El tiempo y nuevos análisis dirán si estas afirmaciones son ciertas, pero por el momento sólo hay evidencias limitadas sobre los efectos beneficiosos:

Vitamina A. Ayuda a hidratar. También es un elemento fundamental en algunos procedimientos exfoliantes utilizados para reducir las líneas finas y para controlar el acné.

Vitamina C. Ayuda a hidratar y también es un antioxidante que restablece el tejido cutáneo interno lesionado. Aumenta la producción de colágeno, reafirma y tensa la piel, reduciendo las arrugas. También mejora el suministro de sangre a la piel, dándole un resplandor más juvenil. No obstante, debes tener mucho cuidado con los productos que contienen vitamina C porque pueden causar irritación en los tipos de piel sensible, seca y madura.

Vitamina D. Es esencial para una piel y unos dientes bonitos.

Vitamina E. Es hidratante y antioxidante. Es excelente para curar la piel, hacer desaparecer las cicatrices y reducir la aparición de señales de flacidez.

Vitamina K. Puede ayudar a hacer desaparecer los capilares rotos, las arañas vasculares y los morados. También acelera la curación de la piel lesionada por el sol.

Trata bien tu piel

Aquí tienes algunos consejos prácticos que te ayudarán a tener una piel sana y radiante.

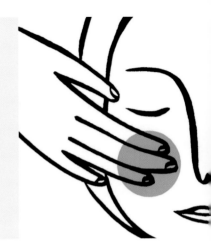

- Despídete de los baños calientes. El agua caliente elimina la humedad de la piel. ¿Tu mejor opción? En su lugar dúchate con agua templada.
- No duermas con la cara apretujada contra la almohada. Con el tiempo, esto puede estirar la piel de forma irremediable.
- Desmaquíllate siempre antes de acostarte.
- ¡Sonríe! El rostro tiende a ajustarse de acuerdo con tus expresiones.

El plan para cuidar tu piel

Cuando hayas establecido las bases de una buena salud aprovechándote al máximo del sol, del aire fresco, del descanso, del agua y de la comida, será momento de atender a los pequeños detalles referentes al cuidado del cutis, del cabello, de los dientes y de las uñas.

Un plan eficaz para el cuidado de la piel incluye cinco pasos: limpieza, tonificación, hidratación, exfoliación y protección. Además de la exfoliación, que se suele hacer una vez por semana, puedes realizar el resto de pasos cada día o de acuerdo a las necesidades particulares de tu piel. También puedes acudir a un esteticista profesional especializado en tratamientos faciales. Se trata de una rutina muy recomendable, sobre todo en el cambio de estación, cuando tu piel también está cambiando. Puedes encontrar esteticistas acreditados a través de tu dermatólogo, en todos los balnearios o en tu mismo salón de belleza.

A medida que vayas leyendo sobre los pasos propuestos, te darás cuenta de que aparecen los ingredientes biológicos más apropiados para cada tipo de piel. De ningún modo se trata de una lista definitiva, así que revisa el capítulo «Bibliografía y direcciones útiles» en la página 137 y visita una tienda de alimentación sana acreditada para obtener más sugerencias al respecto.

La limpieza

Por lo general, deberías limpiarte la piel dos veces al día, pero si tienes la piel irritada o muy seca, hazlo solamente una vez (por la noche o por la mañana) y el resto del día humedécete el rostro con agua filtrada y después aplícate un tónico suave y una crema hidratante. Lávate la piel, tanto de la cara como del cuerpo, con mucha delicadeza. En el rostro y el cuello en particular, haz movimientos suaves hacia arriba y hacia afuera. En la zona superior de los ojos (que es muy delicada) trabaja desde el ángulo interior hacia afuera y en la zona inferior, desde el ángulo exterior hacia adentro.

Muchos jabones son alcalinos y pueden alterar el manto ácido natural de la piel. Elige jabones a base de glicerina o aceite de oliva (excelentes para las pieles normales y grasas) y con un pH natural equilibrado. Las lociones, cremas o leches limpiadoras, así como también los aceites (como los de almendra, aguacate, borraja, prímula u onagra, y avellana) son excelentes para eliminar el maquillaje, las células muertas y la suciedad de todo tipo de pieles. Son particularmente buenos para la piel seca porque dejan una película emoliente que evita la pérdida excesiva de aceite natural. Por las mañanas, antes de la ducha, date un masaje con aceite de almendra dulce por todo el cuerpo (incluido el rostro). Este aceite actúa como una crema limpiadora e hidratante.

Lee bien la etiqueta de las cremas limpiadoras antes de comprarlas, y elige productos que contengan los ingredientes más apropiados para tu tipo de piel.

La piel grasa se beneficia de las cremas limpiadoras a base de aloe vera, aceite de alcanfor, manzanilla, eucaliptus, menta o hamamelis.

La piel seca y sensible requiere alantoína, aloe vera, aceite de coco, ácido hialurónico o quelpo.

La piel envejecida reacciona bien a la alantoína, alga quelpo, aceite de oliva, aceite de menta, mantequilla de nuez de karité, glicerina vegetal y vitaminas A, C y E.

La tonificación

Los tónicos apropiados para cada tipo de piel reducen el tamaño de los poros y eliminan los residuos de las cremas limpiadoras. ¡Sin alcohol, por favor! El alcohol o cualquier loción tónica igual de fuerte elimina demasiada grasa, desequilibra la piel y, como consecuencia, puede aumen-

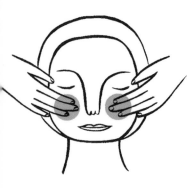

tar la producción de grasa. Lo que tú necesitas es un tónico suave con un nivel de acidez aceptable. Para un mayor placer de los sentidos, prueba lociones tónicas de hierbas o aceites esenciales, que se encuentran en las tiendas de productos naturales. Para la aplicación de estos tónicos, sigue las instrucciones del fabricante impresas en la etiqueta.

Mi tónico preferido es el agua de rosas, utilizado hace siglos para hacer resplandecer la piel. El aceite esencial de rosas puro puede ser caro —se necesitan 920 kg de pétalos de rosas para extraer $1/_2$ kg de aceite esencial—, y el agua de rosas es lo que se obtiene de su proceso de destilación. Puedes encontrar agua de rosas en la mayoría de tiendas de productos orientales; consérvala en la nevera después de comprarla. Puedes humedecer la piel limpia directamente con ella o empapar un algodón, y hacer un suave masaje hacia arriba y hacia afuera. Realiza esta operación por la cara y el cuerpo a lo largo del día.

Hay excelentes tónicos biológicos para todo tipo de pieles. Los que contienen bardana u ortiga son refrescantes, y los de vinagre de sidra, lavanda, limón y salvia resultan ideales para la piel grasa. La caléndula, tanto fresca como en infusión, es un tónico estupendo para la piel sensible; prepáralo cada dos semanas con 3,5 kg de caléndula fresca y consérvalo en la nevera. Aplícalo con un algodón impregnado. Por otro lado, la manzanilla es sedante y combate los alérgenos en la piel irritada y sensible. Si te gusta la loción de hamameli, añádele miel o vitamina E para equilibrar su efecto secante. Con todo, el mejor tónico es el agua fría. Salpícate el rostro con ella después de la limpieza, para reafirmar y cerrar los poros. Utiliza un accesorio vaporizador en la ducha para echarte un chorro intermitente de agua fría por todo el cuerpo.

La hidratación

Para una hidratación máxima, busca lociones con emolientes y humectantes naturales. Algunas de las mejores incluyen áloe vera, soja, glicerina vegetal y aceites de frutos secos y vegetales (como la almendra, el aguacate, la oliva y los aceites de sésamo). Las pepitas de uva y la nuez de kukui son extraordinarias para las pieles más grasas. Los ácidos grasos esenciales hidratantes se encuentran en los aceites de prímula u onagra y

La prueba del parche

Al aplicar cualquier producto a la piel siempre existe la posibilidad de que se produzca una reacción alérgica, y esto incluye a los aceites esenciales. Para evitar problemas mayores, mezcla una gota de aceite esencial con media cucharadita de aceite vegetal, frota una pequeña cantidad de esta mezcla en el pliegue del codo y espera 24 horas. Si la piel se irrita, elige un producto o aceite esencial alternativo y repite la prueba del parche.

de borraja y, además, busca la mantequilla de nuez de karité y nuez de coco, agua de rosas, miel y lirio. Los ácidos AHA de las lociones hidratantes son unos emolientes extraordinarios debido a su capacidad de exfoliación suave y de protección natural contra la sequedad. Si eliges una crema hidratante con ácidos AHA, sigue cuidadosamente las instrucciones y acuérdate de suprimir los exfoliantes ácidos AHA como un proceso aparte. No quieras exagerar.

Los humectantes proporcionan una capa de protección a la piel, atrayendo la humedad exterior e impidiendo que la interior se evapore. La glicerina es un humectante popular y eficaz; utiliza una variedad obtenida de un modo natural.

Las cremas hidratantes también pueden tonificar, reparar y proteger a un nivel más profundo. Para la piel madura o envejecida, busca productos que contengan ácidos grasos, liposomas o ácido hialurónico. Las cremas hidratantes con liposomas aportan nutrientes a la capa dérmica de la piel, aumentando su capacidad interna para absorber el agua. El áloe vera es un excelente humectante para todo tipo de pieles, y cuando se aplica su jugo con un algodón, resulta una loción tónica e hidratante.

Para obtener los mayores beneficios de tu crema hidratante, no dejes de probar estas sencillas sugerencias:

● Aplica la crema hidratante a una piel ligeramente mojada para aprovechar esta valiosa humedad.

● No te hidrates con cremas pringosas y grasientas. ¡Tu piel necesita respirar!

● Hidrata especialmente la zona de los ojos, ya que la piel de esta zona tiende a envejecer antes. Y, sobre todo, hazlo con la máxima delicadeza posible.

● Aplica la crema hidratante alrededor de los ojos dando suaves golpecitos con las yemas de los dedos anular y corazón. ¡No estires la piel!

● No olvides hidratar el cuello, que es una elegante prolongación de tu rostro.

Todo sobre los ácidos AHA

Los ácidos AHA (ácidos alfa hidróxidos) estimulan la eliminación de células muertas; la generación de nuevas células y la renovación de la superficie de la piel. Algunos beneficios de los ácidos AHA son una menor aparición de líneas de expresión y arrugas, y una reducción de manchas e imperfecciones. Algunos ejemplos son el ácido glicólico, obtenido de la caña de azúcar; el ácido láctico, de la leche; el ácido tánico, de las uvas; el ácido málico, de las manzanas; el ácido cítrico, de los cítricos; y el ácido mandélico, de las almendras amargas. Los ácidos AHA pueden hipersensibilizar la piel a los rayos ultravioleta; de ahí que los filtros solares sean tan necesarios. Si observas una irritación o enrojecimiento prolongado en la piel, deja de utilizar el producto.

La exfoliación

La exfoliación de la piel es fundamental para retirar residuos y células muertas, estimular la regeneración celular e impedir la obturación de los poros. Según el tipo de piel, la exfoliación se hará con más o menos frecuencia pero, como mínimo, una vez por semana. Los *peelings* químicos proporcionan la máxima exfoliación, pero sólo deberían hacerse una vez al año y por un esteticista profesional. Los ácidos AHA se pueden utilizar en casa, pero entonces depende de ti controlar la intensidad de los productos y los resultados. Los productos caseros de ácidos AHA no deben tener una concentración ácida superior al diez por ciento. –una concentración superior sólo debería ser administrada por un dermatólogo. El pH no debe ser inferior a 3,5 ni superior a 4. Si tu producto es demasiado fuerte, eliminas demasiado manto ácido natural de la piel y, en consecuencia, ésta se desequilibra. Los esteticistas profesionales recomiendan aplicar los ácidos AHA una vez por semana si la piel es seca, y hasta dos veces por semana si la piel es más grasa.

Tratamientos especiales

A continuación, tienes unas técnicas excelentes para tu piel. Puedes incorporarlas a los cinco pasos para su cuidado o utilizarlas de manera independiente para un tratamiento más nutritivo.

Mascarillas y cremas exfoliantes naturales

Las mascarillas limpian los poros en profundidad y reducen su tamaño. Algunas mascarillas tienen una doble función exfoliante. Se aplican y se dejan actuar durante más de veinte minutos; al contrario que una crema exfoliante, que por lo general se enjuaga inmediatamente tras su aplicación. Sigue atentamente las instrucciones del producto que hayas escogido para obtener mayores resultados.

Para eliminar las células muertas, compra productos que contengan ácidos AHA o gránulos, o prepáralos tú misma en casa. Las enzimas de plátano, nata, miel, limón, harina de avena, papaya, piña, sal, fresas y azúcar son algunas opciones naturales para limpiar y nutrir la piel en profundidad. También puedes reforzar el efecto tonificante, reafirmante o hidratante de los productos comprados en las tiendas añadiendo uno o varios de estos ingredientes. Aquí tienes algunas de las muchas posibilidades.

● Mezcla dos cucharadas de harina de avena molida con media cucharada de aceite de almendras y media cucharada de miel. Aplica la mezcla sobre la cara y el cuello dando un delicado masaje. Déjala actuar durante veinte minutos. Enjuágala a conciencia y aplica una crema hidratante. Esta mascarilla hidrata y limpia en profundidad, y equilibra todo tipo de pieles. También resulta muy beneficiosa para el cuerpo, pero como las cantidades aquí expuestas son para el rostro, deberás aumentarlas para poder aplicarla por todo el cuerpo.

● Tritura fruta y aplícala directamente sobre la piel. Utiliza plátano o pulpa de aguacate para la piel seca; plátano o piña para la piel sensible; y fresa o papaya verde para la piel grasa. Para la piel seca, añade un poco de miel para acentuar el efecto hidratante. Aplica la mascarilla después de limpiar la piel. Déjala actuar durante veinte minutos.

● Tritura un pepino hasta convertirlo en una pulpa homogénea y mézclalo con leche biológica en polvo hasta formar una crema fácil de aplicar. Esta mascarilla es extraordinariamente hidratante y purificante, y elimina las impurezas y el exceso de grasa de los poros.

Una advertencia

Si quieres trabajar con aceites esenciales, primero deberías consultar a un esteticista profesional o a un especialista en aromaterapia. Los aceites esenciales son concentrados y volátiles y, por tanto, pueden ser perjudiciales si no se utilizan de la manera adecuada (no debes ingerirlos nunca). La mayoría de estos aceites se deben diluir en un aceite vegetal antes de aplicarlos sobre la piel o antes de añadirlos al agua del baño, aunque se podrían utilizar aceites sin diluir en difusores. Algunos aceites esenciales no se deberían utilizar durante el embarazo o cuando existan ciertos problemas de salud como, por ejemplo, tensión arterial alta o baja. Verifica con tu médico si te encuentras en alguno de estos casos. Y mantén siempre los aceites esenciales alejados de los ojos y fuera del alcance de los niños.

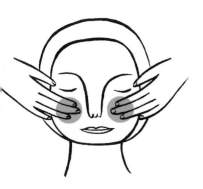

● Elabora una exfoliante natural mezclando una cucharada de bicarbonato de sosa con aceite de almendras hasta obtener una crema algo espesa. Aplícatela en el cutis con un suave masaje. Enjuágate bien, sécate dándote palmaditas en la cara y aplícate una crema hidratante.

● Prepara una exfoliante salina para el cuerpo mezclando media taza de sal marina fina con dos cucharadas de bicarbonato de sosa y media taza de aceite de almendras o de oliva. Date un suave masaje por todo el cuerpo. De dos a cuatro gotas de aceites esenciales de lavanda o de ilang-ilang te ayudarán a hidratar la piel.

● Prepara una mascarilla de harina de maíz y arcilla, que son dos ingredientes excelentes para equilibrar las pieles más grasas. O búscalos en los productos biológicos comerciales para el cuidado de la piel. Tienes una amplia gama de arcillas para escoger: verde, roja, negra, amarilla, tierra de batán y caolín. Mézclalas con una pequeña cantidad de agua hasta que tenga la consistencia de una pasta. También puedes añadir un poco de yogur o de miel por sus beneficios hidratantes (deberá seguir teniendo la consistencia de una pasta).

El masaje

El poder del masaje por sí solo es indudable, pero cuando se combina con el yoga, el tai chi, la quiropráctica o la acupuntura se consiguen resultados excelentes en todas las funciones corporales. Existe una amplia variedad de terapias de masaje para elegir, incluido el masaje ayurvédico, el masaje sueco, el masaje terapéutico japonés shiatsu, la acupresión-reflexología y la terapia manual cráneo-sacral. Independientemente del tipo de masaje que elijas, tu piel y toda tu fisiología cuerpo-mente responderán a él de forma extraordinaria y obtendrán todos sus beneficios.

Tanto si visitas a un masajista profesional como si disfrutas de un masaje de manos de un ser querido o te lo das tú misma, te sentirás cuidada y querida a un nivel sensorial que es increíblemente agradable. Se ha demostrado que el poder del tacto puede reducir el estrés, aumentar los niveles de endorfinas (sustancias químicas naturales que inhiben el dolor), aliviar el dolor de espalda, combatir la anorexia y la bulimia, hacer desaparecer la depresión y reducir la tensión arterial. Además de todos estos beneficios, el masaje también puede incrementar el flujo sanguíneo y linfático de todo el sistema, lo que lo convierte en un método fundamental para la desintoxicación.

La doctora Tiffany M. Field —fundadora y directora del The Touch Research Institute de la Facultad de Medicina de la Universidad de Miami— cree que el masaje puede repercutir incluso en los resultados laborales. La doctora Field cita en un estudio que a unos trabajadores a quienes se les administró un masaje de quince minutos dos veces por semana durante cinco semanas rindieron más en su trabajo que los trabajadores que no lo recibieron. (Para más información sobre masaje, consulta la bibliografía recomendada en las páginas 137-139).

Aquí tienes una técnica

La siguiente técnica de automasaje resulta altamente curativa y desintoxicante. Disfrútala por la mañana, acompañada de meditación y yoga para ayudarte a ver las cosas desde una perspectiva nueva. Cuando pruebes la siguiente técnica, ajusta la presión que aplicas a tu cuerpo. Algunas personas prefieren un toque ligero; otras, una presión firme; y aún hay quienes prefieren un masaje más vigorizante por sus cualidades estimulantes. Haz lo que resulte más natural y agradable para ti.

El mejor momento para este automasaje diario es por la mañana, antes de ducharse. Como aceite base para el masaje, elige aceites vegetales biológicos cuya etiqueta clasifique como «aceite puro prensado en frío» o de «extracción por prensado». Esto garantizará que no te aplicas residuos de pesticidas ni de fertilizantes químicos en la piel. En general, el aceite de sésamo es una buena elección debido a su capacidad de absorción y a sus cualidades antioxidantes. Para la piel seca, necesitarías utilizar aceites de almendra y aguacate, o en su lugar, mantequilla *ghee* clarificada. Para la piel grasa, elige aceites de almendra, canola, pepitas de uva, nuez de kukui, mostaza o alazor. Utiliza una cantidad mínima en una piel más grasa. Para pieles sensibles, utiliza aceites refrescantes como los de almen-

El masaje con aceite perfumado

El masaje deleitará tu sentido del olfato y también del tacto si añades aceites aromáticos esenciales al tuyo. Para hacer un aceite mixto, combina 30 ml de tu aceite base con 15 gotas de cualquier aceite esencial en una pequeña botella con atomizador. Para más detalles sobre aceites esenciales, y sobre sus propiedades y efectos sensoriales, lee el capítulo «Belleza natural para los sentidos» (página 93). Según tus preferencias personales, puedes mezclar aceites diferentes en las proporciones deseadas. Si te gusta, puedes calentar esta mezcla a la temperatura corporal antes de aplicarla colocando la botella en un recipiente con agua muy caliente durante unos minutos.

"El agua es el remedio más curativo de todos, y el mejor

draa, coco, oliva o girasol. Cualquiera de estos aceites equilibran la piel normal. No utilices aceite mineral, ya que puede resecar bastante y no penetrará en la piel.

Éste es el método de automasaje de la medicina ayurvédica, llamado Abhyanga, que enseño en los cursos «La creación de la salud» ofrecidos a través de Infinite Possibilities Knowledge, la sección de enseñanza de la compañía de Deepak Chopra:

1. Ponte de pie o siéntate sobre una toalla grande de baño. La toalla te servirá para recoger las gotas de aceite.

2. Empieza dándote un masaje en la cabeza. Tómate un minuto para hacerlo. Vierte un poco de aceite en las palmas de las manos y extiéndelo uniformemente por las palmas y las yemas de los dedos. Empieza por la parte superior de la frente. Date un masaje con las yemas de los dedos en pequeños movimientos circulares. Sigue haciéndolo hasta la zona de la coronilla. Mueve todo el cuero cabelludo para darle más flexibilidad. Trabaja desde la zona de las sienes hacia la zona inferior de la coronilla. Por último, dando pequeños golpes circulares, trabaja desde la parte posterior de las orejas hasta el centro de la nuca. Utiliza más aceite cuando sea necesario.

3. Con una pequeña cantidad de aceite, masajea con suavidad tu rostro, utilizando movimientos hacia fuera y hacia arriba. Trabaja con delicadeza la zona de los ojos —hacia fuera por la zona superior de las cejas, y hacia dentro por la parte inferior. Da ligeros golpes debajo de los ojos. Masajea y presiona delicadamente alrededor de la zona exterior del lóbulo de la oreja y golpéate suavemente detrás de las orejas. Fricciona la parte delantera del cuello con movimientos hacia arriba, y en la parte posterior del cuello con toques ascendentes y descendentes.

4. Fricciona hacia atrás y hacia delante por la zona situada entre el cuello y los hombros, sirviéndote de movimientos circulares sobre los hombros en el sentido de las agujas del reloj. Con la palma y los dedos de la mano, fricciona hacia delante y hacia atrás por la parte superior del brazo y del antebrazo, cambiando a movimientos circulares en los codos y las muñecas. Fricciona cada dedo, acariciándolo hacia arriba por el dorso de la mano hacia la muñeca. Realiza masajes circulares en el sentido de las agujas del reloj en la zona central de la palma de la mano.

de todos los cosméticos.

Proverbio árabe

5. En el pecho, corazón y abdomen, utiliza delicados movimientos rotatorios, siguiendo el sentido de las agujas del reloj.

6. Al llegar a la parte inferior de la espalda y a las nalgas, masajea con movimientos circulares. Fricciona la parte superior de la espalda hacia delante y hacia atrás tan arriba como te sea posible.

7. Ahora dirígete hacia las piernas. Realiza toques hacia delante y hacia atrás en la parte superior de la pierna (por delante y por detrás), toques circulares más pequeños en la rodilla, y largos movimientos hacia adelante y hacia atrás en la parte inferior de la pierna (por delante y por detrás). Sigue bajando hasta los tobillos.

8. Utiliza movimientos ascendentes en la parte superior de los pies. A continuación, masajea lentamente cada dedo. Golpea con brío toda la planta de los pies.

Deja que tu atención se centre totalmente y se fije en tu cuerpo. Respira suave, profunda y regularmente mientras te das el masaje. Intenta no distraerte. Todo este proceso permitirá que tu mente se tranquilice profundamente.

Si es posible, relájate de cinco a diez minutos después del masaje y antes de bañarte. Utiliza un jabón suave y agua tibia para ducharte o bañarte.

Si ves que no te da tiempo para un automasaje por todo el cuerpo, céntrate entonces en el cuero cabelludo y en los pies. Estos dos puntos son centros de energía extraordinarios para producir una profunda sensación de relajación. Yo disfruto particularmente dándome un masaje en los pies con aceite y después poniéndome unos calcetines de algodón biológico antes de acostarme. También recomiendo un masaje suave en el abdomen, que favorece la digestión y tonifica esa zona.

Este ritual de mimarse a una misma no sólo te beneficiará a ti, sino a todos aquellos que te rodean porque mejorará tu estado de ánimo y todos te verán más alegre y relajada. De hecho, ejerce un efecto muy estabilizador y reconfortante, al mismo tiempo que mejora la atención y te prepara para afrontar mejor el día.

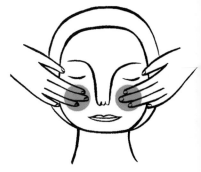

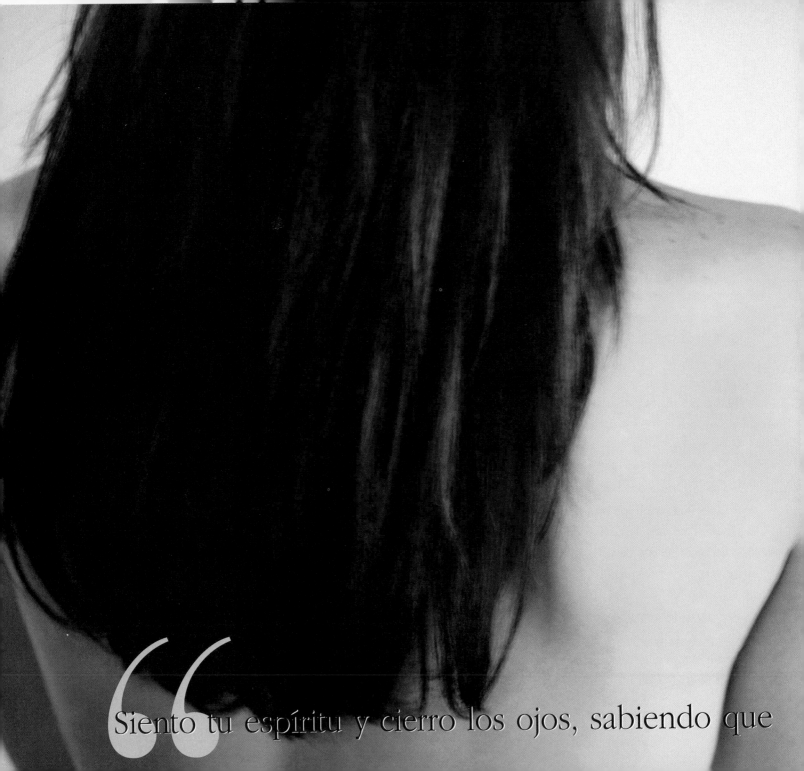

" Siento tu espíritu y cierro los ojos, sabiendo que

CAPÍTULO 5

El lenguaje del *cabello*

el cabello brillante ondea a la luz del sol."

Sara Teasdale

Desde el principio de los tiempos se ha otorgado un fuerte **simbo-lismo** al cabello. Los hombres primitivos tiraban de sus mujeres de la melena. Los caballeros medievales cabalgaban hacia la batalla con un mechón del vello púbico de su dama dentro de un relicario. En la tradición de los indios norteamericanos, un rizo de **cabello** simbolizaba la buena «medicina» que traería suerte, salud y felicidad. Y la buena y mala suerte de Sansón, Dalila, Rapunzel y Lady Godiva giraban en torno al cabello. ● Dejando aparte los cuentos de hadas y la **tradición**, el cabello ejerce una influencia espectacular en nuestro modo de percibir nuestra propia imagen. Cuando la Universidad de Yale llevó a cabo un estudio sobre los efectos psicológicos de los días que la cultura anglosajona denomina *bad hair day* —día en el que todo parece salir mal y que coincide con que el cabello es particularmente difícil de peinar— se descubrió que la autoestima de las personas disminuye cuando llevan el pelo desarreglado. Los **hombres** y las **mujeres** que tienen el cabello rebelde tienden a sentirse menos elegantes, menos sociables y menos competentes. ● Teniendo en cuenta la importancia que le concedemos al pelo, no es sorprendente que gastemos miles de millones de dólares en productos y servicios para el cabello. Nos cortamos, teñimos, rizamos, alisamos, peinamos y cepillamos el cabello. Nos compramos productos para lavar, acondicionar, suavizar, **abrillantar**, desenredar y fijar. Aspiramos a que el cabello exprese nuestra identidad, nuestros **estados de humor** y nuestros deseos. Hemos creado todo un lenguaje de comunicación por medio del cabello.

La naturaleza del cabello

Tienes más de cinco millones de folículos pilosos en tu cuerpo. En el único lugar en el que no encontrarás vello es en los labios, las palmas de las manos y las plantas de los pies. Cada vello nace de un folículo en la capa dérmica de la piel, y cada uno tiene su propia provisión de sangre y sus propios nervios y músculos. En la base del folículo piloso, la papila o raíz del pelo se alimenta de abundante sangre oxigenada a través de los capilares. Esto es fundamental para el crecimiento sano del cabello. Si tu fisiología cuerpo-mente experimenta desequilibrios o alguna intoxicación, puedes estar casi segura de que comprobarás los efectos en el estado de tu cabello. El estrés, las toxinas medioambientales, una mala alimentación, las fluctuaciones hormonales, las enfermedades o la utilización de fármacos o drogas ilícitas desempeñan un papel integral en la nutrición o desnutrición del cabello.

¿Se te cae el pelo?

Todos perdemos de cincuenta a cien pelos cada día. Si sufres una caída mayor, determina si se debe a una afección de la salud que requiere atención médica o a un estado pasajero. La caída temporal de cabello puede deberse a un trauma reciente, a un estrés excesivo, a un cambio exagerado en la dieta o a cualquier otra cosa perjudicial para la fisiología cuerpo-mente. Las causas principales de la caída del pelo son los trastornos o cambios hormonales —sean provocados por el estilo de vida o sean hereditarios— o se deben al proceso natural de envejecimiento. Un médico tendría que comprobar tus niveles hormonales y recetarte un tratamiento adecuado en el caso de que las hormonas tuviesen la culpa.

El pelo que vemos es queratina, una proteína córnea compuesta de un 97 % de proteína y un 3 % de humedad. Esto explica por qué es tan importante que obtengamos un abundante suministro de proteína y agua en la dieta diaria. También pone de manifiesto la importancia de utilizar productos tópicos que introducen proteína para fortalecer y vigorizar el cabello. Además, para mantener el brillo, la flexibilidad y la resistencia natural del cabello tienes que asegurarte de que te aplicas elementos muy hidratantes.

La fortaleza, la resistencia y el contenido de humedad del cabello se distinguen por su elasticidad y porosidad, que son dos cualidades distintas pero relacionadas entre sí. Cuando se tiene salud, el cabello es fuerte, tiene vitalidad y buena elasticidad. El cabello que de alguna manera se encuentra en peligro puede perder su elasticidad, y se necesitarían productos ricos en proteínas para fortalecerlo, tonificarlo y ayudarlo a que alcance su estado óptimo. Generalmente, el pelo falto de humedad es poroso, y trae como resultado un cabello frágil, que se rompe con facilidad. Los tratamientos que devuelven la humedad y las proteínas equilibran su porosidad y, al mismo tiempo, aumentan su elasticidad.

Cabello «biológicamente» bonito

Los factores que influyen en el crecimiento del pelo (así como en su caída) incluyen el estado general de salud, la edad, el medio ambiente, la herencia genética y el estilo de vida; es decir, el consumo nutricional, el nivel de actividad física y la capacidad de superar el estrés cotidiano. Cada uno de estos factores desempeña un papel directo, tanto para nutrir como para dañar el pelo y el cuero cabelludo.

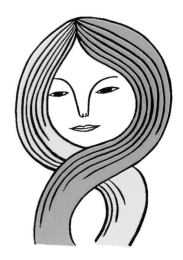

Nutrición para el cuero cabelludo y el pelo

Al igual que sucede con la piel, una dieta equilibrada que contenga alimentos biológicos integrales y sea rica en verduras, frutas, proteínas, hidratos de carbono complejos y grasas monoinsaturadas te permitirá tener un pelo fuerte, resistente y brillante. Los alimentos ricos en silicio fortalecen el pelo e incluyen los pimientos rojos y verdes, las patatas con piel y los germinados. Las algas, como el quelpo, también son muy buenas para el cabello. Y no olvides tomar un complejo de calidad de vitaminas y minerales.

Comprueba que tu dieta incluya las cantidades diarias recomendadas de ácidos grasos esenciales. Si crees que el pelo tarda mucho en crecerte o se te cae, tal vez se deba a una carencia de ácidos grasos esenciales. El doctor Andrew Weil, director del programa de medicina integral de la Universidad de Arizona, recomienda tomar complementos de ácido gamma-linolénico (AGL) en forma de aceites de grosella negra, prímula u onagra, o borraja. Toma 500 ml dos veces al día. Al cabo de seis u ocho semanas empezarás a comprobar los resultados, incluidos un pelo y una piel más sanos. El doctor Weil también recomienda aumentar el consumo de ácidos grasos omega-3 comiendo más salmón, caballa y arenque, o tomando un complemento de semillas de lino (una o dos cucharadas al día, molidas y espolvoreadas sobre la comida) o aceite de semillas de lino (una cucharada diaria).

Y, por supuesto, ¡tómate ocho vasos de agua diarios! La resistencia y el brillo de tu cabello dependen de ello. Intenta no abusar del café, los hidratos de carbono refinados, las grasas saturadas, la sal y el azúcar. Estos productos, junto con el consumo de alimentos desnaturalizados, la inactividad y el estrés, pueden alterar seriamente la salud de tu cabello. (Los alimentos desnaturali-

¿Cuántos pelos tenemos?

Las mujeres tenemos de 90.000 a 140.000 pelos en la cabeza, siendo las rubias las que «encabezan» la lista. En general, las rubias tienen 140.000 pelos; las castañas, alrededor de 110.000; las morenas, unos 108.000; y las pelirrojas tienen alrededor de 90.000 pelos.

Unos rebeldes rizos anaranjados crecen en su pelo

zados están desprovistos de la fuerza vital —energía e inteligencia— que contribuye al funcionamiento preciso de la fisiología cuerpo-mente, e incluyen alimentos con residuos de pesticidas; aditivos químicos, antibióticos y hormonales; aromatizantes artificiales; etc.).

La salud del cuero cabelludo

La salud del cuero cabelludo está estrechamente relacionada con la salud del cabello. Un cuero cabelludo duro, grueso o tirante, así como uno irritado, escamoso, grasiento o seco pueden indicar problemas internos de salud, además de un cuidado inadecuado del cuero cabelludo. Estas afecciones casi siempre repercuten en el cabello. Puedes aliviar algunas de estas afecciones adversas utilizando jabones y acondicionadores suaves, enjuagándote el pelo a conciencia y dando un ligero masaje al cuero cabelludo cada día.

El estrés también afecta extraordinariamente la salud del cuero cabelludo. ¡Redúcelo! Rendirte al estrés puede empeorar la caspa además de otras afecciones de la piel. Practica ejercicios gimnásticos, meditación, ejercicios de respiración profunda, yoga, tai chi... cualquier cosa que te tranquilice y aporte una perspectiva nueva.

La molesta caspa

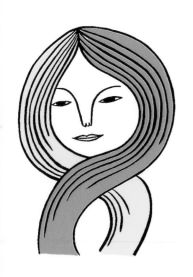

Aunque existen causas patológicas para la caspa, a veces, un cuero cabelludo seco y escamoso es diagnosticado equivocadamente y no tiene nada que ver con la caspa. Algunas veces, lo que parece ser caspa son en realidad las escamas producidas por una concentración elevada de champús o suavizantes en el cuero cabelludo o por una frotación insuficiente de éste a la hora de eliminar el tejido celular. Si, a pesar de enjuagarte mejor y darte más masajes, sigues atormentada por una caspa persistente, psoriasis o dermatitis de contacto o seborreica, entonces debes consultar con un profesional del cabello, un médico de atención primaria o un dermatólogo para seguir el tratamiento adecuado.

Quiero hacerte una advertencia respecto a los champús contra la caspa que se venden tanto con receta como sin ella: estos productos pueden ser agresivos y deberían utilizarse el menor

indomable igual que dragoncillos suplicando agua.

Paul Gardner

tiempo posible. Y, tan pronto como puedas, deberías volver a un método suave de orientación biológica. En las tiendas de productos biológicos puedes encontrar magníficos tratamientos naturales contra la caspa. Los champús con óxido de cinc son una opción más natural y son preferibles a los champús basados en el alquitrán, derivado del petróleo y conocida sustancia cancerígena. El óxido de cinc también funciona como filtro solar y acondicionador del cabello.

Aquí tienes unas cuantas sugerencias para reducir o eliminar la caspa, pero si el problema persiste durante más de una semana, no olvides consultar a un especialista del cabello o a un médico.

- Añade de tres a cinco gotas de aceite de árbol del té —el antiséptico milagroso— a una cantidad de champú suave del tamaño de una avellana (si tu pelo es corto) o de una nuez (si lo tienes largo). O busca champús y acondicionadores que contengan aceite de árbol del té.

- Aplica aceite de oliva biológico en el cuero cabelludo dando un suave masaje (si es posible, déjalo toda la noche). A continuación, cepilla con suavidad el cabello con un cepillo de cerdas blandas y lávatelo con un champú suave.

- El jengibre, un agente antiinflamatorio formidable, también ayuda a controlar la caspa. Mezcla una parte de agua con una parte igual de infusión de jengibre, y enjuágate el cabello con esta mezcla. También puedes añadir al zumo de jengibre recién rallado cantidades iguales de aceite vegetal, como el aceite de yoyoba, de oliva, de sésamo o de almendra dulce, y darte un masaje con esta mezcla en el cuero cabelludo antes de acostarte. Enjuágalo por la mañana.

Tratamientos para el cuero cabelludo y el pelo

La utilización de un enjuague natural o biológico para el cabello puede ser una experiencia muy agradable, además de una estupenda manera de remediar diferentes molestias y problemas. A continuación tienes unas ideas sencillas para que tú misma te prepares enjuagues para el cabello. A no ser que se indique lo contrario, prepara los enjuagues con infusiones herbales macerando dos cucharadas de la planta seca en una taza de agua hirviendo. Deja enfriar la mezcla y, a continuación, escurre el agua por un tamiz antes de tomarla. Ajusta las cantidades de este preparado según tus necesidades particulares y el largo de tu cabello. También puedes añadir de tres a cuatro gotas de aceite esencial por sus propiedades aromáticas y terapéuticas.

● Para combatir un cuero cabelludo irritado y seco, utiliza uno de mis enjuagues preferidos después del champú y del acondicionador. Prepara una infusión con una o dos cucharadas de cada de una de estas plantas: consuelda, ortiga y romero en dos tazas de agua (también se pueden añadir o sustituir por hamamelis y tomillo).

● Un enjuague de infusión de manzanilla da brillo y realza los reflejos del cabello claro. Una infusión preparada con la raíz de ginseng *(Panax ginseng)* devuelve la humedad, aportando al cabello más brillo y flexibilidad.

● Prueba un enjuague de lavanda para devolver la suavidad y el brillo al cabello, o un enjuague de limoncillo para acondicionarlo y dejarlo sedoso y radiante.

● Un enjuague de infusión de milenrama hace más manejable el cabello.

● Para equilibrar y acondicionar cabellos y cueros cabelludos grasos, hazte un enjuague con dos cucharadas de vinagre de sidra mezclado con una taza de agua, o una tintura de infusión de hierbas con una cucharada de romero y otra de salvia. El segundo enjuague tiene unos beneficios adicionales: el romero ayuda a desenredar y aumenta el brillo de los cabellos más oscuros, y la salvia puede utilizarse progresivamente para teñir las canas en estos mismos cabellos.

"
Las raíces de una planta crecen hacia abajo y, cuanto

La magia en una botella

El champú y el acondicionador son dos elecciones importantes a la hora de cuidar tu cabello. Lee las etiquetas de los frascos de champú que encontrarás en los grandes almacenes y te parecerán «mágicos». Encontrarás palabras como «exuberante», «voluminoso» o «hermoso», pero con frecuencia las promesas son mayores que los resultados. En su lugar, te sugiero que busques un champú y un acondicionador a base de plantas medicinales, aceites esenciales y derivados de productos integrales (e incluso de alimentos como la avena y las castañas), los cuales actúan en el cabello y el cuero cabelludo igual que en el resto del cuerpo: aportan un alto nivel de vitaminas, minerales y oligoelementos, enzimas, aminoácidos, ácidos grasos esenciales, fitoesteroles y azúcares naturales. Estos productos fortalecen, hidratan, estimulan y desintoxican el pelo y el cuero cabelludo, y como los resultados se perciben realmente, parece magia de verdad.

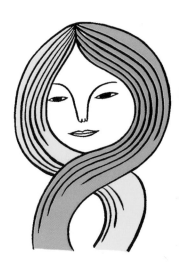

El champú debe ser un jabón biológico suave; de este modo se impide que los aceites naturales del cabello se eliminen y se protege su pH natural ácido de 4,5 a 5,5 –un pH neutro o equilibrado es de 7,0. Cualquier cifra por encima de ésta es alcalina. Igual que un producto demasiado ácido puede ser perjudicial para tu pelo, lo mismo sucede si es demasiado alcalino. Para protegerte el cabello, asegúrate de leer las etiquetas y busca champús que contengan plantas medicinales que purifiquen y limpien (como el orégano, el Ginkgo biloba, la consuelda y la milenrama), junto con aceites esenciales.

Es aconsejable que los champús y acondicionadores sean humectantes y emolientes. Esto significa que el producto tiene la capacidad de atraer la humedad del ambiente e impedir que luego se pierda. Para una hidratación óptima, busca en la etiqueta uno o más de los ingredientes siguientes: áloe, aguacate, plátano, bardana, caléndula, zanahoria, manzanilla, consuelda, pepino, glicerina, miel, quelpo, lecitina, malvavisco, leche, melaza, ortiga, zumo de pera o manzana, aceites vegetales y mantequilla de nuez de karité (árbol tropical africano cuyas nueces son oleaginosas). Algunos de estos ingredientes también aportan proteínas, como el trigo, la soja, el arroz, la leche, la avena, la alfalfa y las alubias negras. Y como el cabello está compuesto en su mayor parte de proteínas, aplicar productos ricos en ellas directamente sobre el cabello puede fortalecerlo y aumentar su elasticidad y porosidad. Ingredientes como, por ejemplo, la milenrama y la

más profundo crecen, encuentran más humedad. 65

Okute, de la tribu de indios Teton Sioux

bardana proporcionan una astringencia natural. Y también encontramos los ácidos de los cítricos (pomelo, limón, lima y naranja), el vinagre de sidra, el eucalipto, la menta, la salvia y el romero, que suavizan la cutícula y proporcionan un brillo increíble. Por último, el romero y la menta son eficaces para estimular el crecimiento del cabello, al igual que la menta verde y todos los cítricos.

Estimular el crecimiento del cabello

Últimamente se está promocionando la aromaterapia como una posible solución a la caída del cabello. En un estudio publicado en *Archives of Dermatology*, un grupo de investigadores escoceses demostró que dar diariamente un masaje con aceites esenciales mezclados con aceite vegetal era tres veces más eficaz para estimular el crecimiento del cabello que dar el mismo masaje con el aceite vegetal solo.

Si quieres probar el tratamiento de este ensayo clínico, mezcla dos gotas de aceite esencial de tomillo, dos gotas de aceite esencial de madera de cedro, tres gotas de aceite esencial de lavanda, tres gotas de aceite esencial de romero y 20 ml de aceite de pepitas de uva. Frótate el cuero cabelludo durante unos minutos y, a continuación, ponte un gorro de ducha o envuélvete la cabeza con una toalla templada durante treinta minutos. Por último, enjuágate el cabello con un champú suave.

Se trata de un tratamiento que, además, es muy hidratante. Si estás embarazada o padeces hipertensión, diabetes o epilepsia, consulta a tu médico antes de usar este tratamiento de aromaterapia.

Conservar y proteger

Es importante que los productos que utilicemos contengan un conservante natural que demore su deterioro, impida la formación de bacterias y los protejan de agentes oxidantes perjudiciales. Entre los conservantes naturales se encuentran el ácido cítrico, el extracto de pepita de pomelo, las vitaminas A, C y E, y el germen de trigo. Busca estos ingredientes en las etiquetas de los productos para el cuidado del cabello. Cuando se utilizan conservantes naturales se reduce la necesidad de conservantes tradicionales basados en sustancias químicas sintetizadas.

También es necesario que los preparados para el cabello contengan antisépticos; es decir, ingredientes que impidan el crecimiento de organismos nocivos para el cuero cabelludo; incluso después de haberte enjuagado el cabello. Muchas plantas funcionan muy bien como antisépticos naturales, como el áloe, la bardana, la manzanilla, el romero, la salvia y el aceite de árbol del té.

Mejora tus tratamientos para el cabello

Tanto si se trata de un champú, de un acondicionador o de un aceite para el masaje, puedes mejorar los productos comerciales que has comprado mezclando ingredientes biológicos; en el frasco o en el producto que estás utilizando en un momento preciso. Por ejemplo,

si una mujer se conoce realmente a sí misma o no.

Hubert de Givenchy

añade unas gotas de aceite esencial de romero a tu champú o aceite de masaje. O agrega un huevo biológico —con su alto nivel de proteína— a tu champú o acondicionador. Utiliza áloe vera, miel y aceites vegetales... Sé creativa, pero también prudente. Si añades un ingrediente biológico que se pueda estropear como, por ejemplo, huevos o algunos aceites, asegúrate de guardar la mezcla en la nevera o ten en cuenta la fecha de caducidad.

No te limites a las pocas recetas para el cuidado del cabello que se dan en este capítulo. Hay muchos libros sobre este tema que te motivarán a hacerte tus propios tónicos caseros para el cuidado del cabello. Tienes opciones excelentes en la «Bibliografía», en las páginas 137-139.

El lavado del cabello con champú

En general, las mujeres estadounidenses se lavan el cabello con mucha más frecuencia que las mujeres de otros países, donde lo tienen mucho más sano por esta misma razón. Sin embargo, si has estado al aire libre y expuesta a la contaminación, o si has estado haciendo ejercicio, es más saludable lavarse el pelo cada día; eso sí, con un limpiador biológico suave. Además, el pelo tiende a parecer mucho más bonito después de lavarlo con un buen champú. La única excepción sería el cabello frágil, seco o poroso, ya que el lavado diario con champú puede agravar estos casos. Tienes que estar atenta a tu cabello y lavarlo en función de sus necesidades.

En condiciones óptimas

Respecto al acondicionador, el comentario habitual es que «aplasta» el cabello; especialmente si éste es fino. Sin embargo, si el acondicionador ha sido bien elaborado y no contiene ceras ni polímeros pesados, esto no debería ser preocupante.

Los tipos de acondicionador incluyen los que se enjuagan diariamente, los que no se enjuagan y los que son muy hidratantes.

Acondicionadores que se enjuagan diariamente. Se suelen usar en la ducha para desenredar, compensar la porosidad, impedir la pérdida de humedad y –hasta cierto punto– proporcionar protección térmica y contra los rayos UV.

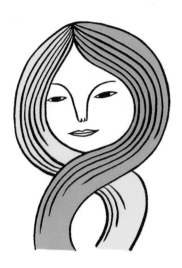

Acondicionadores que no se enjuagan. Se aplican y se dejan actuar. Sirven para proteger el cabello de los productos químicos, del alisado y otras técnicas de peinado, y de la exposición al calor, al sol y al agua. Podrían compararse con una crema hidratante que se aplica sobre la piel antes de la base del maquillaje. Un acondicionador que no se enjuaga también ayuda a suavizar la cutícula, a reducir la fricción al peinar el cabello, a neutralizar la electricidad estática y a dominar los rizos.

Tratamientos muy hidratantes y con proteínas. Ayudan a revitalizar el cabello dañado por sustancias químicas, por productos agresivos, por el peinado o por los efectos del sol y del agua durante las actividades al aire libre. Y, hablando de aire libre, deberías enjuagarte, lavarte y acondicionar el cabello a fondo después de zambullirte en el agua del mar o de la piscina. Hay incluso quienes se aplican un acondicionador rico en proteínas antes de salir de casa y se lo enjuagan cuando regresan. Una de las formas más sencillas de protegerte el cabello es, por supuesto, con un sombrero. Aunque cualquier sombrero puede servir, necesitarías uno que también ofreciera protección frente a los rayos UV. Este tipo de sombreros se puede encontrar en muchos grandes almacenes y en tiendas especializadas.

Acondicionadores que puedes preparar tú misma

Tanto si los compras a través de Internet, en una tienda de dietética, en una peluquería o en un balneario, existen acondicionadores biológicos excelentes. También tienes la posibilidad de prepararlos en tu propia cocina de forma cien por cien biológica.

Para el cabello seco, prepara un acondicionador con un plátano maduro pequeño mezclado con un poco de miel y aceite de almendra dulce. Extiende la mezcla por el pelo y el cuero cabelludo después de lavarlo, cúbrete la cabeza con un gorro de ducha, déjala reposar durante treinta minutos y enjuágala. El vinagre de sidra es un acondicionador casero estupendo para los cabellos y cueros cabelludos más grasos. Y, para el cabello normal, mezcla dos cucharadas de gel de áloe vera con una cucharada de zumo de limón y enjuágate con ella el pelo después de lavarlo.

Para el cabello dañado o muy seco, un tratamiento eficaz para aplicar una vez por semana al cabello antes de lavarlo consiste en una mezcla de aguacate con aceite de yoyoba. Aplica con delicadeza esta mezcla, espera treinta minutos y lavate el pelo. Los acondicionadores naturales hidratantes, como el áloe y los aceites vegetales suelen ser muy buenos para el cabello seco y rizado. Nunca te equivocarás con unos ingredientes tan sabrosos y aromáticos; todos ellos rebosan sustancias beneficiosas como las vitaminas, los minerales, los ácidos grasos esenciales y los aminoácidos.

Un plan biológico para el cabello

Ahora que ya sabes cómo elegir un champú y un acondicionador biológico de calidad, veamos cómo tienes que utilizar estos productos. ¿Influye en algo la forma de lavarse y acondicionar el cabello? En realidad, sí que influye. Para conseguir mejores resultados, sigue el método que aparece a continuación. La mayoría de estos pasos deberías seguirlos cada vez que te lavaras la cabeza, pero los que hacen referencia al acondicionador puedes dejarlos para cuando creas que tu cabello los necesita.

1. Desenrédate el pelo antes de lavarlo. Utiliza un cepillo de cerdas naturales o los dedos para desenredarlo.

2. El mejor momento para dar un masaje con aceite vegetal al cabello y al cuero cabelludo es justo antes de entrar en la ducha. Una vez en ella, lo primero que deberías hacer es mojarte el pelo a conciencia; es fundamental para el enjabonado posterior.

3. Pon una pequeña cantidad de champú en las palmas de las manos y aplícalo en varios puntos de la cabeza. No te preocupes de que haga espuma en las puntas del pelo. Concéntrate en masajear el cuero cabelludo durante al menos un minuto (¡tres minutos sería mejor!). Coloca las yemas de los dedos sobre el cuero cabelludo y ve deslizándolas desde la frente hacia la coronilla; a continuación, desde los lados hacia el centro de la parte posterior de la cabeza; y, finalmente, hacia la zona de detrás de las orejas y en la nuca. Utiliza pequeños movimientos circulares hacia adelante y hacia atrás. De este modo, te lavas el pelo y el cuero cabelludo, al mismo tiempo que estimulas el fluido

El aspecto natural

Un cabello brillante es un cabello biológicamente bonito. El pelo natural puede ser extraordinariamente sensual, con un aspecto suave, alborotado, ondulante y vivo. Y al decir natural no me refiero a que te dejes crecer la melena sin prestarle ningún cuidado. Córtate las puntas al menos cada dos meses. Esto mantiene el corte de pelo y previene las puntas abiertas. Recuerda que no existe ningún producto en el mercado capaz de arreglarlas... ¡a pesar de que lo digan las etiquetas!

Pelo abundante, naturalmente

Me han llamado «Reina de las ortigas» por el parterre de ortigas que tengo en el jardín de casa y por cómo las utilizo. La infusión o tintura de ortigas funciona a nivel interno purificando la sangre y actuando a modo de tónico para todo el organismo. También puedes aplicar sobre el pelo esta planta extremadamente resinosa utilizando un cocimiento de ortigas, o mezclando una tintura de ortigas con agua o con el champú. Para preparar un enjuague de infusión de ortigas que favorezca un cabello voluminoso, cuece a fuego lento unas cuantas cucharadas de hojas secas de ortiga en dos tazas de agua durante treinta minutos. Déjalo enfriar, cuélalo y viértelo en el pelo una vez lavado con el champú. No te lo enjuagues con agua. Para mezclar la tintura de ortigas con el champú, añádele varias gotas a un poco de champú y lava el pelo en todas direcciones. Friccionar con la tintura de ortigas estimula la circulación sanguínea del cuero cabelludo y a su vez nutre el cabello, lo que favorece un estado de salud óptimo y un mejor crecimiento del cabello.

sanguíneo del cuero cabelludo. Deléitate en este paso y realízalo a conciencia. De vez en cuando, desliza tus manos a lo largo del pelo en una sola dirección. Sigue masajeando el cuero cabelludo con delicadeza y nunca frotes o te recojas el pelo enérgicamente. Ten en cuenta que los champús biológicos hacen menos espuma debido a su elevado nivel de extractos de plantas biológicas. ¡No te preocupes! Tu pelo quedará limpio.

4. Enjuágate a fondo con agua tibia. El agua caliente reseca y abre la cutícula. Es de esperar que dispongas de agua blanda sin cloro. (De no ser así, piensa en comprarte un filtro para la ducha). Enjuágate varias veces hasta que estés absolutamente segura de haber eliminado todos los residuos del pelo y del cuero cabelludo. Da una vuelta completa bajo la ducha y asegúrate de dejar que el agua llegue a todas partes, sobre todo a las capas más internas del pelo. Sacude y ahueca el cabello mientras dejas que el agua fluya a través de él. Recuerda que muchas personas que creen que tienen caspa, en realidad ¡no se enjuagan el pelo lo suficiente!

5. Aplícate un acondicionador de los que se enjuagan y fricciónate con los dedos. No concentres los acondicionadores destinados para el pelo sobre la zona del cuero cabelludo y viceversa. Al cabo de un minuto, enjuágate a conciencia con agua tibia.

6. Si estás usando un tratamiento hidratante o con muchas proteínas, aplícalo y déjalo de cinco a diez minutos; después, enjuágalo. Llevando esto un poco más lejos, también podrías terminar lavándote el pelo con tu champú y duchándote, salir de la ducha, secarte el pelo con una toalla y, a continuación, aplicarte el tratamiento. Frótate el cabello y ponte una bolsa de plástico o un gorro de ducha. La temperatura natural del cuerpo intensificará el efecto del acondicionador. Espera treinta minutos y después enjuágate el cabello.

7. Después de enjuagarte el acondicionador, independientemente del tratamiento que utilices, te podrías aplicar un enjuague de vinagre de sidra o de plantas. Esto da más brillo al pelo, elimina todos los residuos del pelo y del cuero cabelludo y, en algunos casos, soluciona algunas afecciones del cuero cabelludo, como por ejemplo la caspa. Aplícate el enjuague en la ducha con una botella con atomizador o con un frasco de tinte de color. Empapa bien el pelo, que en enjuague realice su acción durante un minuto y, después, enjuágate.

8. *Presiona con delicadeza*, sécate el pelo dándole golpecitos con una toalla gruesa de algodón biológico. No fricciones, retuerzas ni escurras el pelo de un modo brusco; ni con la toalla, ni con las manos. La fricción puede dañar la capa exterior de la cutícula del pelo.

9. *Utiliza un peine de dientes largos* o los dedos para aplicar con suavidad una pequeña cantidad de acondicionador que no se enjuague. ¡No utilices en el pelo mojado un peine de dientes finos, ni un cepillo de cerdas! Así sólo consigues romper el cabello y abrir las puntas. Si tienes el pelo largo, empieza a peinarte las capas más internas Peina primero las puntas con movimientos cortos, después desde la mitad hasta las puntas y, finalmente, desde el cuero cabelludo hasta las puntas.

Una amplia gama de colores y formas

Existe en el mercado una gran variedad de productos para teñir y dar forma al cabello; cosas que tienen enorme influencia en cómo nos vemos a nosotras mismas. El tinte puede ocultar las canas, realzar el color natural o cambiar el tono de manera espectacular. Los productos para cambiar la forma del cabello (alisar o rizar con sustancias químicas, por ejemplo) pueden aportar volumen a toda su superficie, cambiar la dirección de su crecimiento o resaltar ciertas zonas. Estos productos con sustancias químicas suavizan y alisan las formas rizadas. Si estás pensando en probar alguno de estos tratamientos, no pierdas de vista algunos factores importantes que deberías tener en cuenta.

La cuestión de las sustancias químicas

Teñir, rizar y alisar el cabello son procesos que requieren el uso de sustancias químicas para cambiar su forma natural. Los colores para teñir el

Deja en paz tu melena

Si tienes el pelo largo, no lo maltrates exponiéndolo a largas sesiones de secador o a repetidas agresiones con las tenacillas para rizarlo. En su lugar, intenta secarte el pelo girando la cabeza libremente y sujetándolo sobre la parte superior de la cabeza. O hazte una trenza floja. Se trata de crear una forma natural alborotada, sin necesidad de aplicar demasiado calor. Hacerte una trenza floja y girar la cabeza son técnicas apropiadas para antes de salir de casa e ir al trabajo. Al llegar a la oficina, suéltate el pelo, sacude la cabeza hacia delante y péinatelo con los dedos.

pelo de forma permanente cambian el pigmento natural del cabello. Los colores semipermanentes enriquecen el color, dan brillo y disimulan las canas. Con sus niveles más bajos de peróxido de hidrógeno y de moléculas de color artificial, este procedimiento tiene un impacto estructural menor sobre tu pelo que el color permanente, y desaparece gradualmente al cabo de cuatro o seis semanas. El color semipermanente tiñe el tallo del pelo y disimula las canas, pero desaparece después de lavarse la cabeza seis u ocho veces. Utiliza un procedimiento de color natural o uno que contenga un nivel bajo de peróxido de hidrógeno u otro producto químico, junto con colores que tengan un contenido más bajo de tinte. Siempre que sea posible, elige tintes temporales, semipermanentes o medio permanentes y tintes naturales, en vez de tintes permanentes más fuertes y agresivos, procesos dobles y tintes progresivos.

Las sustancias químicas para rizar y alisar el cabello rompen y reordenan los enlaces moleculares del pelo. Suena exagerado y perjudicial, pero puedes quedarte tranquila porque un esteticista profesional puede hacerlo correctamente. Sin embargo, debes recordar que estás cambiando la estructura natural de tu pelo de forma química, por lo que sería necesario un mantenimiento cuidadoso y continuado para que el pelo conservara su buen aspecto mucho tiempo después del tratamiento. Busca champús, acondicionadores y productos para el peinado preferiblemente biológicos y que sean apropiados para tu caso particular.

Opta por productos para rizar o alisar el cabello que utilicen la fórmula química más suave y pide permanentes sin tioglicolato de amonio.

Si decides probar los procedimientos con sustancias químicas, distáncialos para que el pelo tenga tiempo de acondicionarse y nutrirse entre uno y otro.

Los tintes naturales

La alheña orgánica y otras plantas también pueden teñirte el cabello, pero de un modo más suave y natural porque no contienen sustancias químicas sintéticas, ni conservantes, ni sustancias químicas oxidantes agresivas como, por ejemplo, el amoniaco. Estos productos vegetales no alteran la

Rociar o no rociar

Si cuando has acabado de peinarte crees que necesitas un poco de laca, ponte un poco, pero rocíate con moderación. Un pelo biológicamente bonito no equivale a una cabeza que se parezca a un casco. Así que busca un atomizador y evita los aerosoles. Éstos introducen pequeñas partículas en tus pulmones y te producen irritación. Debes buscar atomizadores para el pelo que contengan ingredientes naturales resinosos, como la goma arábiga, la goma de tragacanto, la kava kava, las ortigas, la fécula de patata y la cúrcuma. Y busca productos que contengan el agente hidratante para el cabello panthenol, vitaminas A y E, y germen de trigo.

estructura ni el color natural de tu cabello y, en realidad, acondicionan el pelo al mismo tiempo que le dan color y brillo. No importa lo que hayas oído decir, estos productos dan muy buenos resultados.

También puedes prepararte tú misma una gran variedad de tintes de color a partir de pigmentos vegetales. Éstos no producen un cambio radical en el color del pelo, sino que en su lugar acentúan su tono y brillo natural. Si menos del 15 % de tu cabello tiene canas, algunas plantas las disimularán. En estos casos, el producto tiñe el pelo, aunque de un modo muy sutil. El uso repetido produce unos resultados ligeramente más intensos y duraderos. Puedes repetir su aplicación con la frecuencia que desees, según la intensidad de color que prefieras.

Para preparar un tinte natural, añade de dos a cuatro cucharadas (según la intensidad de color que quieras) de la planta seca que desees en dos tazas de agua. Lleva la mezcla a ebullición en un cazo que no sea de aluminio y hiérvela a fuego lento hasta que quede reducida aproximadamente a la mitad. Déjala enfriar. Filtra la infusión y deposítala en una botella con atomizador.

En caso de que te tiñas...

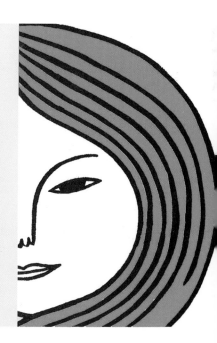

Recuerda estos consejos para mantener el pelo teñido tan sano como sea posible:

- Protege y acondiciona tu pelo y cuero cabelludo regularmente.
- No te apartes mucho de tu color natural. Los cambios drásticos de color requieren más mantenimiento, porque el crecimiento del pelo se hace muy evidente enseguida. (Este razonamiento también se puede aplicar a los cambios de forma.)
- Sigue las recomendaciones de tu estilista para el método de cuidado en casa.
- Los champús que realzan el color ayudan a mantener el color de pelo deseado, así que no dudes en probarlos.
- Protege el cabello teñido de los efectos del sol, tanto si ha sido tratado con sustancias químicas como de forma natural.
- Cuanto menos trates el pelo con sustancias químicas, más sano estará.

Antes de aplicarte un tinte, ponte una toalla de color oscuro alrededor del cuello para recoger las gotas que caigan. Una vez secado el pelo con la toalla, empápatelo escrupulosamente con esta solución. No te lo enjuagues. Sécate el pelo. Intensifica un tratamiento con alheña añadiéndole un enjuague de hierbas todavía tibio antes de aplicar la solución.

Existe una infinidad de plantas que se pueden utilizar en un tinte. Pruébalas para conseguir algunos de estos efectos.

● Una infusión de manzanilla o caléndula da unos tonos dorados de color de miel a los cabellos rubios o castaño claro. Intensifica su acción para aclarar el pelo si se añade zumo de limón al tinte y después se deja secar el pelo al sol de forma natural. El ruibarbo también da unos bonitos tonos dorados.

● El hibisco acentúa los reflejos rojizos en el pelo rubio, castaño o pelirrojo.

● El sándalo hace resaltar los tonos marrón rojizo.

● El romero, la salvia y el té o el café preparados muy fuertes producen unos intensos tonos castaños.

● El índigo o las bayas de saúco intensifican los tonos negros azulados en el cabello castaño o negro.

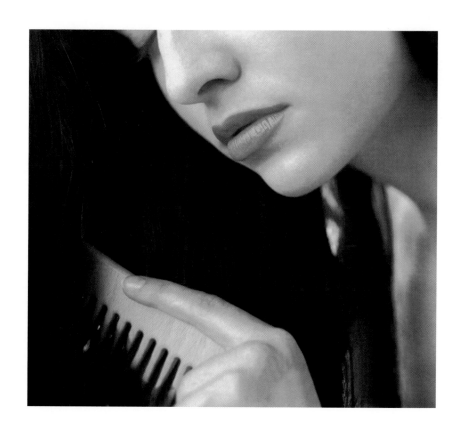

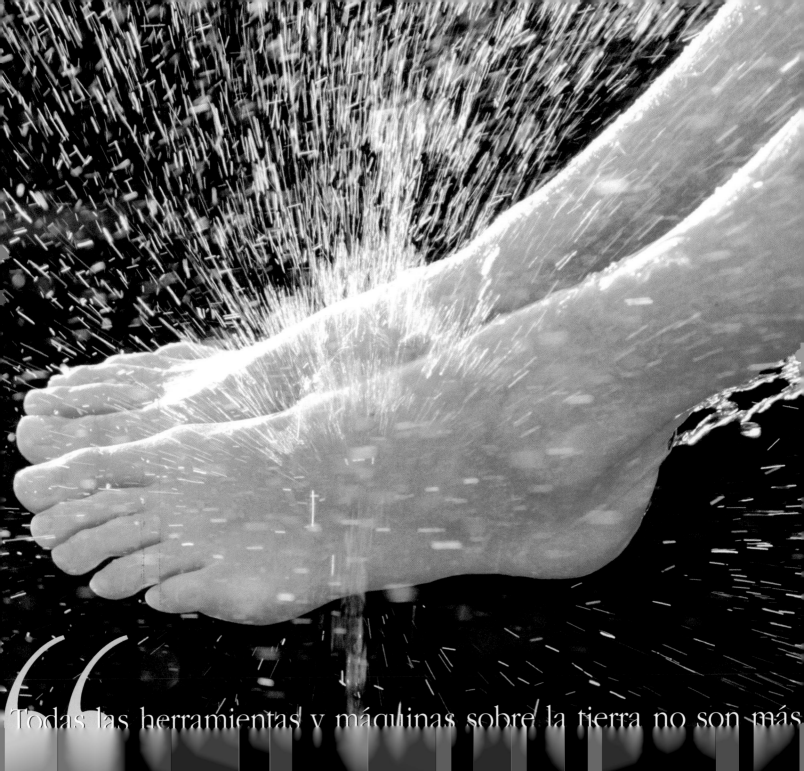

"Todas las herramientas y máquinas sobre la tierra no son más

CAPÍTULO 6

La belleza

de los pies, las manos y las uñas

que prolongaciones de los miembros y sentidos [del cuerpo].

Ralph Waldo Emerson

Las manos y los pies nos ponen en contacto **físico** con el mundo. Si les concedes el debido cariño y atención, harás que todo tu cuerpo se sienta bien. La reflexología y la acupresión nos permiten comprender esta conexión íntima. Podemos afectar la **vitalidad** de cada órgano y glándula, y la energía de nuestros cuerpos, cuando sabemos cómo y dónde tocar unas zonas concretas de las palmas de las manos y de las plantas de los pies. De hecho, la terapia del **masaje** para estas partes del cuerpo maravillosas y fieles es tan importante que revisaremos aplicaciones específicas para cada una de ellas. ● Dos aspectos adicionales que influyen en general en las manos y en los pies son la nutrición y la **hidratación**. También verás la importancia de una dieta equilibrada para proteger una piel que, por supuesto, recubre las manos y los pies y, de este modo, favorecer una renovación celular sana y una **regeneración**. Y respecto al tema de la hidratación de las manos y los pies, te recomendaría que te habituaras a ello. Tus manos, pies y uñas tendrán mejor aspecto, y solamente por eso ya merece la pena hacerlo. ● Este capítulo te ofrece la esencia de lo que se necesita para mantener unas extremidades **hermosas** y **sanas**. ¡Concede a tus manos, pies y uñas todo lo que necesiten, para que puedan seguir proporcionándote un servicio leal durante toda una vida de experiencias naturales!

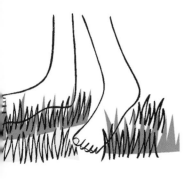

El cuidado biológico de los pies

Leonardo da Vinci describió los pies como una obra maestra de la ingeniería y del arte. Desde un punto de vista biológico, nuestros pies nos mantienen unidos a las energías de la Tierra, al mismo tiempo que nos llevan adonde queremos ir. Son unos compañeros realmente fieles, así que trátalos con el cuidado y la atención que merecen.

Para saber lo que tus pies necesitan, en primer lugar deberías conocer su función. El pie humano consta de 26 huesos, 33 articulaciones, 19 músculos y 107 ligamentos. Al sostener prácticamente todo el cuerpo, el pie tiende a reflejar el estado de la mente y del corazón. Si no me crees, piensa en las innumerables metáforas sobre los pies que utilizamos para describir nuestros estados de ánimo. Cuando somos decididos y confiamos en nosotros mismos, se dice que tenemos «pies ligeros» o que nos movemos «a pasos agigantados». Cuando estamos inmovilizados, somos débiles o no tenemos personalidad, tenemos «pies de barro» o «arrastramos los pies». Por eso, empieza a cuidarte los pies hoy mismo.

Mantén la sangre en circulación

Para tener los pies sanos es importante estimular la circulación de la sangre desde el corazón hasta la punta de los dedos de los pies. Tanto el ejercicio como el masaje desempeñan un importante papel en este sentido Además, elige siempre unos zapatos que se te adapten bien. Renunciar a la comodidad por el diseño puede parecer importante, pero las repercusiones te llevarán por un camino doloroso y lleno de juanetes, callos o dedos deformados.

Ejercicios para los pies

El ejercicio es fundamental para mantener la movilidad y la flexibilidad de los pies. Los ejercicios para los pies también pueden aliviar el dolor, en particular si tienes los pies planos. A continuación, tienes unos cuantos ejercicios que pueden hacerse en cualquier lugar y en cualquier momento.

● Balancéate durante unos minutos hacia delante y hacia atrás, desde los talones hacia los dedos.

¿Acaso no es encantador danzar por el aire

- Intenta recoger unas canicas con los dedos.

- Pon una toalla en el suelo, píllala con los dedos de los pies y lleva el tejido hacia ti.

- Haz rodar el arco del pie sobre una pelota de tenis o de golf, o un rodillo.

Masaje para los pies

El masaje resulta muy beneficioso para los pies al estimular la circulación de la sangre hacia esta zona del cuerpo. Como ya vimos en «La naturaleza de la piel» (página 31), masajear los pies cada noche antes de irse a dormir relaja profundamente, ya que cuando se libera la tensión de esta zona, la fisiología cuerpo-mente también se relaja. Utiliza un poco de aceite vegetal biológico con dos o tres gotas de aceite esencial de geranio, lavanda, pachulí o árbol del té. Todas estas plantas poseen un potente efecto bactericida. Puedes encontrar estos ingredientes en muchos preparados comerciales pero, si lo prefieres, prepárate tú misma tu propio tratamiento de masaje mezclando 40 gotas de cualquiera de estos aceites esenciales (solos o combinados entre sí) con 112 gramos de hamamelis biológico. También puedes añadir estos aceites esenciales aromáticos a una loción sin perfume, introduciendo un elemento de aromaterapia en el masaje de tus pies.

Empieza el masaje esparciéndote sobre las palmas de las manos el aceite o la loción que hayas escogido. Fricciona con brío las plantas de los pies. Después, sigue masajeando el resto del pie combinándolo con pequeños movimientos circulares. Da unos toques más largos entre los huesos del empeine del pie, friccionando hacia el talón y, por lo tanto, hacia el corazón. Esto es importante para dirigir el flujo sanguíneo. Estira suavemente hacia afuera cada dedo, desde la base hacia la punta. Ponte unos calcetines de algodón biológico... ¡y a la cama! Acostúmbrate a hacer esto cada noche y tus pies estarán sanos y bonitos.

Nutre la planta de tus pies

Existe una amplia gama de tratamientos para los pies que te ayudarán a suavizar la piel seca y a tonificarlos y aliviarlos. Una piedra pómez vieja va muy bien para la piel áspera o con callosidades. Utiliza una al ducharte, después de humedecer la piel. Pon una pequeña cantidad de jabón

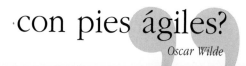

con pies ágiles?
Oscar Wilde

¡Cuán hermosos son los pies de aquellos

biológico para el cuerpo en la piedra y frota con cuidado la zona con callosidades. No te olvides de aplicar después una crema hidratante.

Otro remedio para la piel áspera y callosa consiste en añadir una o dos tazas —mientras más cantidad mejor— de zumo de piña a un baño de pies. Una enzima de la piña llamada «bromelina» elimina la piel seca de forma natural. También puedes mezclar una cucharada de sal marina con otra de aceite de almendra dulce. Deja los pies en remojo y, a continuación, frota las zonas con callosidades durante unos minutos. Sécate con una toalla, aplícate crema hidratante y ponte unos calcetines suaves de algodón biológico.

Los productos exfoliantes específicos para los pies también son una buena elección. Algunos de ellos contienen, incluso, piedra pómez molida. Busca productos biológicos con sustancias vegetales y aceites esenciales. Las plantas medicinales siguientes son excelentes: menta (para refrescar y revitalizar los pies cansados); lavanda (por sus propiedades suavizantes y antisépticas), salvia (por sus efectos antiinflamatorios, antisépticos y bactericidas) y aceite de árbol del té (por sus propiedades bactercidas y antivíricas).

Remoja tus pies con agua tibia

Cuando tus pies necesiten un poco de cariño, remójalos con agua tibia. Puedes añadirle sal marina para suavizar las zonas ásperas y secas de la piel. Un baño de pies puede activar la eliminación de toxinas en las articulaciones, reducir la formación de tejido celular muerto y controlar las bacterias. Todo esto sirve para aliviar, suavizar y proteger los pies, pero además es un paso previo importante antes de darles un masaje. No olvides aplicar a los pies un buen aceite o una crema nutritiva antes del masaje.

Deja respiar a tus pies

Los pies tienen alrededor de 250.000 glándulas sudoríparas, las cuales producen hasta 225 ml de sudor al día. Por eso es tan importante utilizar zapatos cómodos que dejen transpirar a los pies. También tienes que evitar los productos que detienen la transpiración, ya que el sudor es la manera sana y natural que tiene el cuerpo para eliminar toxinas.

Si la transpiración excesiva es un problema, existen medios biológicos para equilibrar la situación sin perjudicar la capacidad del organismo para purgar toxinas.

● Prepárate un baño de pies añadiendo de dos a seis gotas de aceite esencial en un recipiente lleno de agua tibia. Algunos de los acei-

que anuncian el bien!

Epístola a los Romanos, 10:15

tes esenciales que puedes probar son los de eucalipto, enebro, lavanda, romero y árbol del té. Estos aceites combinan los efectos suavizantes con los estimulantes (lee «La elección de los aceites esenciales» en la página 105), así como cualidades antisépticas y tonificantes. Esta última reafirma la piel y, de este modo, reduce ligeramente la grasa y la transpiración que ésta segrega. El resultado final será un equilibrio de la cantidad de sudor segregado y una mayor limpieza y frescura de los pies. ¡Por supuesto, un baño de pies también hace que éstos huelan bien!

● Cámbiate las medias o los calcetines con frecuencia.

● Bebe dos litros de agua diarios, e incluso más si realizas mucha actividad física, vives en un ambiente caluroso o sudas mucho.

● Pon los pies en remojo con infusión de té negro. Prepara dos bolsas de té en un litro de agua y añádele 2 $\frac{1}{4}$ l de agua fría. El ácido tánico actúa de agente secante y ayuda a prevenir el olor.

El cuidado biológico de las manos

El sentido del tacto es percibido intensamente a través de las manos —al darte un masaje a ti misma o a tu pareja; al acariciar su cabello; al abrazar a un ser querido; al acariciar el pelo suave de un gato; al tocar el tejido sedoso de un vestido... Podrían darse ejemplos como para llenar toda una página.

La vida fluye de nuestras manos a la acción, como prolongaciones de nuestro corazón, y realizan nuestros más sinceros deseos. Como mensajeras de nuestras emociones, nos ayudan a expresar nuestro amor; como prolongaciones de nuestro trabajo, llevan a cabo una cantidad asombrosa de tareas útiles. Nuestras manos son increíblemente sensibles y personales. Tus huellas dacti-

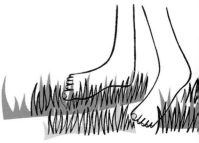

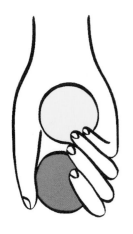

lares te pertenecen a ti y sólo a ti. La palma de la mano revela tu corazón, tu mente y las líneas de tu vida y, por lo tanto, tu destino. En cierto sentido, la mano se ha convertido en el símbolo de todo el cuerpo. Yendo un poco más lejos, los espiritualistas ven la mano como una conexión energética directa con el espíritu y la psique.

Yoga para las manos

Las manos trabajan muy duro para nosotros, y después de un largo día pueden estar bastante doloridas. Es como si cada uno de sus 27 huesecillos, sus 30 articulaciones y sus 37 músculos estuviesen suplicando ayuda. Si no prestamos atención a estos pequeños dolores, quizás más tarde tendremos que atender problemas mayores, como la artritis, la tendinitis, el síndrome del túnel carpiano y varias lesiones más debidas al estrés continuado. Si alguna parte del cuerpo se merece un tratamiento especial, son las manos.

Del mismo modo que calientas los músculos antes de hacer ejercicio, calienta y estira las manos antes de empezar la jornada. Y sigue haciéndolo durante el resto del día, estando atenta a la manera de sentarte y de estar de pie. A veces, las molestias en las manos se deben a malas posturas que ejercen presión sobre la espalda, el cuello y los hombros y, finalmente, sobre los brazos, las manos y los dedos. Por ejemplo, el síndrome del túnel carpiano es una hinchazón del túnel justo debajo de la muñeca, y esta hinchazón presiona el nervio medio a su paso por ella. Con frecuencia, esto se debe a un movimiento repetitivo y poco natural, a posturas incómodas o a la torcedura de una vértebra de la nuca.

El mejor modo de evitar el síndrome del túnel carpiano es observar la posición del cuerpo y de las manos al hacer tareas repetitivas para ir cambiando la postura si es necesario. También tienes que descansar cada diez o quince minutos para hacer estiramientos. Además, hacer unos cuantos estiramientos de manos a lo largo del día también es muy saludable. A continuación tienes varios ejercicios para que te pongas en movimiento.

● Entrelaza los dedos, con las palmas de las manos hacia fuera y estira los brazos lo máximo posible. Siente el agradable estiramiento a través de las manos y las muñecas hasta los brazos.

El pájaro del paraíso sólo se posa sobre la mano

● Las bolas chinas —también llamadas «esferas de salud»— ayudan a reducir el estrés y estimulan los puntos de acupresión, los músculos y los nervios de las manos. También estimulan una mejor circulación sanguínea y energética, que a su vez aumentan la fuerza y la flexibilidad. Coloca las dos bolas en tu mano y dales vueltas tanto tiempo y tan rápido como desees. Concentra tu mente en el sonido melódico que producen.

● Las pelotas de goma para fortalecer las manos proporcionan beneficios parecidos a los de las bolas chinas. Guárdalas en el cajón de tu escritorio, junto a la cama o la televisión, o en el coche. Van muy bien para aliviar el estrés y para aumentar la fuerza de las manos y los antebrazos. Se trata de algo muy sencillo que funciona realmente, aunque necesitas dedicarles algo de tiempo a lo largo del día.

También puedes probar la siguiente serie de ejercicios yóguicos de manos para mantener el máximo movimiento:

1. Coloca el codo derecho sobre una superficie plana, con la palma de la mano derecha girada hacia ti.

2. Coloca la muñeca izquierda en la palma de la mano derecha. Deja que la gravedad tome el control mientras el brazo izquierdo queda suspendido.

3. Respira profundamente varias veces y, a continuación, arquea hacia arriba la muñeca de la mano izquierda con cuidado, en la dirección contraria a la que estaba suspendida. Esto sirve de contrapeso al primer estiramiento fuerte.

4. Repite esta serie de ejercicios en el otro lado, con la mano izquierda aguantando la muñeca derecha.

5. Después, coloca otra vez el codo derecho sobre una superficie plana con la palma de la mano girada hacia ti.

6. Usa el dedo índice y corazón de la mano izquierda, para agarrar el pulgar de la mano derecha.

7. Respira profundamente varias veces. Flexiona hacia dentro los dedos de la mano derecha para contrarrestar el estiramiento.

que no intenta apresarlo.
John Berry

Mi remedio para el síndrome del túnel carpiano

Cuando empecé a padecer el síndrome del túnel carpiano, descubrí que el tratamiento más eficaz consistía en una combinación de sesiones quiroprácticas; terapia con vitamina B6; y masajes con aromaterapia en el brazo, la muñeca y la mano. El aceite de masaje que elegí fue una mezcla de eucalipto, lavanda y mejorana —10 gotas de cada uno— y 30 ml de aceite de almendra dulce. Me daba un masaje en las manos y en los brazos con esta mezcla dos veces al día. Al cabo de los años, no he vuelto a sufrir ninguna molestia. Por supuesto, sigo dándome los masajes, y siempre me cercioro de tomar la cantidad diaria recomendada de vitamina B6.

Si actualmente te estás tratando alguna afección que te debilita la mano o la muñeca, consulta con tu médico antes de realizar ejercicios específicos.

8. *Repite estos ejercicios* en el otro lado para estirar la muñeca izquierda.

Estos dos ejercicios de estiramientos, realizados a intervalos a lo largo del día, alivian las distensiones musculares y tendinosas de la muñeca.

Cuídate las manos

Todas queremos tener unas manos suaves y bonitas, y conseguirlo es muy fácil; sólo hay que concederles un poco de tiempo. Como es lógico, el primer paso importante consiste en obtener de la dieta los nutrientes que favorezcan la regeneración celular. El paso siguiente consiste en hacer ejercicio para que los nutrientes que consumas se distribuyan de manera apropiada por la piel.

Estos dos pasos son medidas importantes para proteger las manos desde su interior, pero también puedes tomar medidas externas. Por un lado, necesitas proteger las manos —tanto la piel como las uñas— de elementos potenciales que las deshidratan y manchan. Pon jabón líquido natural y crema nutritiva hidratante en el lavabo de casa. Lleva siempre contigo un frasco pequeño de crema hidratante; cuando te la apliques, hazte un breve masaje en cada mano. Fricciona e hidrata los dedos desde la base hasta la punta; esto alivia las articulaciones. Date un masaje en la palma con pequeños toques circulares. Frota el pulgar y haz presión en el tejido que hay entre los dedos. Después, sigue masajeando el tejido blando entre los tendones y huesos del dorso de la mano hasta la muñeca. Todo esto sirve para estimular la circulación sanguínea y el flujo de energía.

Acostúmbrate a hidratarte las manos varias veces al día y, sobre todo, antes de acostarte. Ésta es la manera más eficaz de conservar y proteger las manos de los agentes estresantes del medio ambiente.

A continuación encontrarás varias estrategias más para conservar las manos sanas y en las mejores condiciones:

● Hazte un tratamiento de manos profesional junto con la manicura. Muchas veces, los profesionales de la manicura y los masajistas ofrecen masajes de brazos y manos que son relajantes y también embellecedores.

● Deja las manos en remojo con sal marina si están resecas o hinchadas. Para hacerte un baño en sal marina, lee el apartado «Mascarillas y exfoliantes naturales» en la página 50. Notarás la diferencia.

● Para tener unas manos suaves como la seda, ponlas en remojo en leche tibia de cinco a diez minutos. Puedes hacerlo una vez por semana. También puedes utilizar aceites esenciales de caléndula y manzanilla para nutrir e hidratar la piel de las manos, añadiendo dos o tres gotas en un baño de agua tibia, o bien en la loción para las manos o en el aceite vegetal que utilices para hidratar y darte un masaje.

● Aplícate miel biológica en las manos. Se trata de una de las mejores lociones hidratantes naturales. Cuando te la hayas aplicado, relájate de diez a quince minutos y lávate las manos con un jabón suave y agua tibia.

● Ponte en las manos la crema exfoliante que usas para el cuerpo para estimular la eliminación de células muertas y la regeneración celular.

Muchos de los tratamientos para la piel que aparecen en «La naturaleza de la piel» (página 31) también son beneficiosos para la piel de las manos.

Acuérdate de los guantes

Cuando salgas al aire libre, no olvides proteger tus manos de los elementos climatológicos. Aplícate una crema en las manos y en el cuerpo con un factor de protección solar SPF 15 como mínimo, y si hace frío no dejes de ponerte guantes. Tampoco olvides ponértelos para lavar los platos. Además de darte protección, los guantes pueden servirte para aumentar el efecto de la crema hidratante en las manos. Antes de acostarte prueba este truco: hidrátate las manos y después ponte unos guantes de algodón biológico suaves y cómodos. Cuando te levantes a la mañana siguiente, tendrás las manos más suaves que puedas imaginar.

El cuidado biológico de las uñas

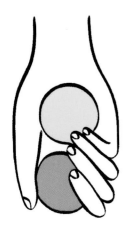

Las uñas delimitan los dedos de las manos y de los pies. No se puede negar la belleza de unas uñas sanas, pero éstas también tienen una función maravillosa, proporcionan veinte capas fuertes de proteína protectora que cubren las puntas de los dedos. Las uñas están hechas de la misma proteína (la queratina) que nuestro cabello.

Al igual que la piel y el cabello, tus uñas se verán muy beneficiadas con una dieta biológica de alimentos integrales. Consume frutas y verduras, hidratos de carbono y proteínas. Asegúrate de que tomas las cantidades diarias recomendadas de vitaminas y minerales para las uñas, incluida la vitamina A o el beta-caroteno, todas las vitaminas del complejo B, la vitamina C, el calcio, el magnesio, el cinc y el sílice. Toma ácidos grasos esenciales en tu dieta o mediante suplementos. Y, sobre todo, no consumas comida rápida, dulces y refrescos. Recuerda lo que dijo Hipócrates: «Que el alimento sea tu medicina, y que la medicina sea tu alimento». Nuestro cuerpo es un claro reflejo de lo que comemos. Cuando hayas eliminado los alimentos que perjudican tu salud, te asombrarás del buen aspecto de tus uñas, piel y cabello, por no mencionar el bienestar general que sentirás.

Es interesante que en muchas medicinas tradicionales se diga que las uñas indican el estado de salud del individuo. Por ejemplo, una decoloración roja, azul, amarilla o cualquier otro color extraño puede ser señal de enfermedad u de cualquier otro problema de salud.

Si estás preocupada porque tus uñas no tienen buen aspecto, no trates de hacerte tu propio diagnóstico. Consulta a tu médico.

Belleza garantizada

Para tener unas uñas preciosas, necesitas empezar del mismo modo que con las manos: ¡hidratándolas! Las uñas y la piel que las rodea mantendrán un aspecto más lustroso, suave y resistente con crema hidratante. Cualquier crema o aceite vegetal que se aplique a las manos se puede utilizar también para dar un masaje a las uñas. Altérnalo con tratamientos que contengan ácidos AHA para estimular la eliminación de tejido celular muerto y para aumentar la retención de humedad en la zona del lecho ungular y de la cutícula.

Puedes preparar un aceite para manos, uñas y cutículas muy nutritivo e hidratante. Añade unas gotas de aceite de semillas de zanahoria, rosas o aceite esencial de palisandro en 17 ml de aceite de sésamo y 15 ml de aceite de pepitas de uva. El aceite de semillas de zanahoria huele deliciosamente y ayuda a fortalecer las uñas. Los aceites de rosa y de palisandro son hidratantes y tienen un aroma muy exótico. Otra mezcla consiste en combinar sal marina con lavanda seca o capullos de rosa pulverizados (utiliza la licuadora o el molinillo de café), o ambos productos, con una mezcla de pieles de cítricos: naranja, pomelo y mandarina. Todos estos ingredientes se deben combinar a partes iguales, y las cantidades estarán determinadas por el producto final que necesites. Añade esta mezcla a una cantidad suficiente de agua como para elaborar una friega biológica con plantas y sal marina para las manos, que es nutritiva, hidratante y muy eficaz para eliminar el tejido de células muertas. También puedes dejar flotar estos ingredientes en un baño de manos o pies para suavizar, relajar e hidratar la piel, las uñas y las cutículas.

La manicura y la pedicura

Una manicura o una pedicura suaves pueden resultar muy calmantes, tanto si te la haces tú misma en casa, como si te la hace un especialista en un centro de belleza. Si le añades un masaje relajante de manos y brazos, o de pies y piernas, los beneficios son increíbles. Si te permites este lujo, esfuérzate por conseguir un tratamiento biológico. Muchos productos típicos para las uñas contienen sustancias químicas perjudiciales (algunas de las cuales posiblemente sean cancerígenas), o ingredientes que huelen de manera repugnante. Si buscas tratamientos que tiendan hacia las propiedades calmantes de la aromaterapia, y eliges productos sin toxinas que enriquezcan las uñas de forma natural, aprovecharás los agradables beneficios de la manicura y la pedicura.

Si bien estas técnicas son realmente relajantes y hacen que nuestras manos y pies tengan un aspecto excelente, también pueden producir infec-

No te preocupes de los padrastros

Los padrastros son una molestia. Estos pedazos de piel áspera se desprenden, se enganchan en todo y pueden ser muy dolorosos. Para evitarlos, utiliza guantes siempre que laves los platos o hagas la limpieza de la casa. Una hidratación regular también ayuda mucho a aliviarlos. Las lociones con áloe, caléndula y consuelda son particularmente cicatrizantes. También puedes poner las puntas de los dedos en remojo en una infusión tibia de consuelda, la cual contiene alantoína, un componente con propiedades regenerativas celulares.

Para preparar tu propio aceite para las uñas y las cutículas, mezcla 140 ml de aceite vegetal biológico, media cucharadita de aceite de vitamina E, y una o dos gotas de aceite esencial de lavanda y de aceite esencial de incienso. Aplica esta mezcla en las uñas y cutículas cada mañana y cada noche hasta que desaparezcan los padrastros. ¡Este aceite no sólo es antiséptico, sino que también huele divinamente!

ciones por hongos y bacterias si no se toman las debidas precauciones. Tanto si te haces tú misma la manicura y la pedicura, como si acudes a un salón de belleza, asegúrate de que se siguen las normas de higiene, que el instrumental está debidamente esterilizado, y que el material y los productos son de la máxima calidad. Asegúrate también de que el instrumental esté limpio y las soluciones sean frescas. Se cree que las soluciones antisépticas y los hornos de esterilización por microondas matan los gérmenes adecuadamente, pero algunas mujeres son más precavidas y llevan su propio instrumental al salón de belleza.

Los problemas de las uñas

Hay pocas cosas más dolorosas que un uñero infectado en los pies. Para prevenirlos, calza zapatos cómodos; sobre todo si tus uñas tienden a crecer curvadas hacia abajo por los bordes exteriores. Y no te olvides de cortarlas rectas.

Poner los pies en remojo puede aliviar un uñero y ayuda a protegerte contra una infección. El aceite de árbol del té y el extracto de pepitas de pomelo son muy eficaces. Puedes echar de diez a quince gotas de aceite de árbol del té en un baño de pies. Algunos especialistas también recomiendan tomar unas tabletas homeopáticas de Silicea 6X tres veces al día hasta que el uñero mejore. Este tratamiento es un derivado del sílice, una sustancia cristalina abundante en la naturaleza y que es un buen conductor de la energía vital. Es excelente para reforzar el tejido conjuntivo de la piel y el crecimiento del cabello y de las uñas gracias a sus propiedades cristalinas. El sílice también fortalece las uñas y ayuda a que crezcan rectas.

Si eres propensa a tener las uñas secas o quebradizas, deberías dejar de pintártelas porque las lacas de uñas convencionales tienden a agravar estas afecciones. Cuando te quites el esmalte, utiliza siempre un producto sin acetona. Así mismo, es aconsejable utilizar esmaltes que no contengan formaldehído y tolueno. El tolueno es una sustancia química que se emplea en los pegamentos y que, según investigaciones recientes, podría ser cancerígena. También deberías tener en cuenta las lacas biológicas que fortalecen las uñas y los tratamientos que existen hoy día para su cuidado.

Si tienes las uñas sanas pero con mal aspecto por las manchas de los esmaltes, ponlas en remojo durante diez minutos en una mezcla de peróxido de hidrógeno y agua tibia a partes iguales. A continuación, limpia con suavidad cada uña con un cepillo apropiado, utilizando una pasta de bicarbonato de sodio y agua. ¡Funciona como si de un hechizo se tratara!

El cuidado de la cutícula

Las cutículas protegen el lecho ungular de la suciedad y las bacterias. En cuanto a la matriz, es el tejido activo que genera las células que se van endureciendo a medida que salen de la raíz. Como la matriz consiste en tejido y células vivas, es importante que la mantengas hidratada y sana. No cortes las cutículas ni las presiones hacia atrás de forma agresiva –esto sirve tanto para las manos como para los pies. En su lugar, empújalas suavemente hacia atrás con una toalla húmeda o con un poco de algodón –a mí me gusta hacerlo con la uña del pulgar mientras me ducho– y aplícate luego un aceite lubricante en ellas. Los aceites de aguacate, canola, pepita de uva, yoyoba o sésamo son muy adecuados porque tienen una capacidad de absorción mayor debido al tamaño de sus moléculas. Si quieres pintarte las uñas, enjuágatelas bien después de hacerlo. Y nunca utilices un objeto puntiagudo para limpiarlas por debajo, ya que puede causarte una infección e incluso cortarte las uñas. En su lugar, utiliza un cepillo suave para limpiarlas suavemente por debajo; otro paso muy adecuado para realizar en la ducha.

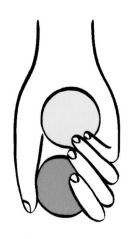

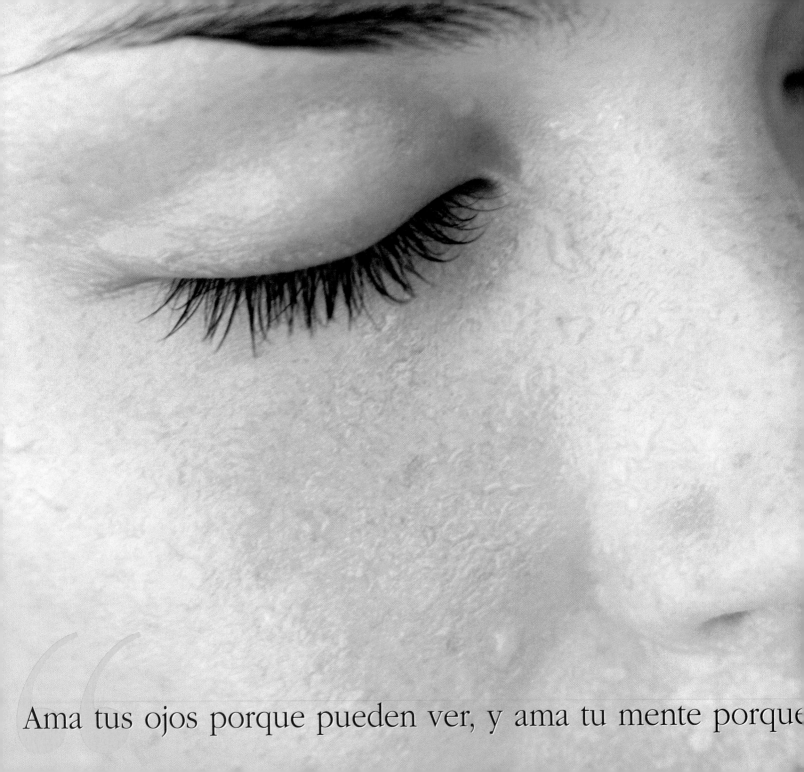

“ Ama tus ojos porque pueden ver, y ama tu mente porque

Belleza natural
para los sentidos

puede escuchar la música y el estruendo de las alas.

John Robinson Jeffers

Los **sentidos** te abren las puertas de la conciencia. El medio ambiente exterior se mezcla con el entorno interior para influir con intensidad en la fisiología cuerpo-mente. Si sientes incomodidad, intranquilidad o algún tipo de desequilibrio, puedes utilizar los cinco sentidos para ejercer excelentes influencias curativas y **calmantes** en tu sistema nervioso y en el campo de energía de tu alrededor. Los cinco sentidos pueden ayudarte de una forma extraordinaria. Basta con que quieras escuchar lo que te comunica tu mente, cuerpo y **espíritu**. No obstante, a veces nos olvidamos de cómo se hacen estas cosas. Yo te sugiero que te tomes un momento y mires hacia tu interior. ● En lo más profundo de ti misma conoces la diferencia entre lo que es sano y lo que es perjudicial para tu cuerpo. Recurre a la sabiduría innata que llevas dentro. Tú sabes lo que es mejor para ti. Ejercicio. Nutrición. **Sueño**. Alivio del estrés. Todas éstas son cuestiones esenciales para un funcionamiento óptimo de tus facultades. Estas prácticas mantienen tu sistema inmunológico al máximo rendimiento y te mantienen sintonizada **sensualmente**. Hoy en día es muy fácil hacer caso omiso y descuidar los cinco sentidos mediante acciones reiterativas y mecánicas. Te insto a que observes lo que haces y a que te rodees de un mundo enternecedor, que sea agradable a la vista, grato al paladar, que suene a música celestial y que sea divinamente **fragante**. Estás alimentando la fuerza vital y ésta es ¡la mejor belleza natural!

Contemplar la belleza con los ojos de la mente no

Una golosina para la vista

Como dijo Dante: «Desde allí podemos ver las estrellas». Nuestros ojos nos permiten festejar la belleza de los colores, las texturas y las formas que nos rodean, lo que a su vez equilibra nuestra fisiología cuerpo-mente. Para las personas que no tienen problemas en la vista, la mayoría de información sensorial que recibe el cerebro se percibe a través de los ojos.

Para aumentar el equilibrio cuerpo-mente, yo intento minimizar la exposición a la violencia gráfica, tanto de los periódicos como de la televisión. Las imágenes e informaciones sobre asesinatos pueden perjudicar nuestra salud, causando depresión y aumentando nuestros niveles de estrés. En vez de ver violencia a través de los medios de comunicación, es preferible pasear por la naturaleza y contemplar cómo se desarrolla el milagro de la vida. Mezclarse con el entorno y «bailar» al ritmo de la vida es bueno para el corazón y para el alma. Si no tienes la oportunidad de unirte a la naturaleza, intenta visualizar un lugar maravilloso en tu mente. Puede ser una golosina para la vista y un placer para el cuerpo, la mente y el espíritu.

Descansa tu vista

Mientras que los paseos por la naturaleza imaginados por la mente pueden ser enfocados perfectamente, una vista cansada puede hacer que los paseos reales parezcan un tanto borrosos. Por eso, ¿cómo evitar forzar los ojos y conservar una vista mejor? Muy fácil: no trabajes con ordenadores, no leas libros, no mires la televisión y no vayas a clase. Por contra, pasa mucho tiempo al aire libre mirando al horizonte. De acuerdo, ya sé que estas sugerencias no son las más realistas, así que deberías proteger tu vista haciéndote revisiones regulares, exponiéndote lo menos posible a los alérgenos y a las toxinas medioambientales, haciendo ejercicio regularmente, descansando lo suficiente y alimentándote de forma apropiada. ¿Sabías que más del 25 % de los nutrientes que ingerimos van a parar a nuestros órganos de la visión? Estos pasos, solos o combinados, ayudan a evitar arrugas en la piel, bolsas y ojeras alrededor de los ojos. También fortalecen la capacidad del cuerpo para evitar de manera natural la vista cansada y otras deficiencias visuales.

engendra imágenes de belleza, sino realidades.

Platón

Para contrarrestar la vista cansada, haz lo siguiente:

● Ejercita la reducción del estrés, la meditación y la contemplación de cosas bellas. Todo esto es de suma importancia para relajar la mente y, a su vez, la vista. Aquí tienes varias maneras de relajar el nervio óptico, aumentar la circulación sanguínea, y aliviar la tensión muscular en el ojo y alrededor de éste: Tensa los músculos de los ojos cerrándolos fuertemente y, a continuación, ábrelos con suavidad, dejando que la tensión se desvanezca. Parpadea varias veces mientras giras la cabeza de un lado a otro. Acuérdate de respirar profundamente en cada fase de este ejercicio. A lo largo del día, concentra la vista en algunos objetos a distancias diferentes y a intervalos regulares para dejar descansar un rato los ojos. Aplícate calor sobre ellos con las palmas de las manos; es decir, frótate con brío las palmas de las manos y colócalas después encima de los ojos cerrados. Relájate mientras prestas atención a tu respiración durante unos minutos. Repite estos ejercicios varias veces al día.

● Realiza controles de serenidad diarios, suavizando y relajando los rasgos faciales. Para hacerlo, cierra los ojos suavemente y deja de manera consciente que los músculos se relajen. Asegúrate de que no frunces el ceño, tuerces el gesto, sonríes o aprietas los ojos. Deja los músculos flácidos. Se trata de una forma muy consciente de observar la tensión de algunas partes de la cara y del cuerpo, y al mismo tiempo, de decirte a ti misma que liberes esas tensiones. No es tanto un ejercicio como un control de la serenidad.

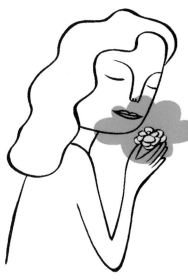

● Mantén los conductos lagrimales en las mejores condiciones de funcionamiento. Esto es vital para eliminar las partículas o las bacterias que te tocan el globo ocular. En el caso de padecer sequedad intensa y persistente en los ojos, consulta a tu médico; tal vez necesites comprar lágrima artificial. De cualquier forma, deberías utilizar un

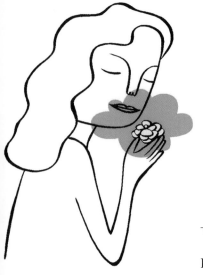

medicamento sin conservantes. Se puede poner remedio a los problemas temporales con el tratamiento con un colirio biológico, tal y como se detalla en la página 100.

Para ayudarte a proteger la vista en general, prueba las siguientes actividades:

● Toma plantas limpiadoras como la bardana, el diente de león y el cardo mariano. Todas desintoxican extraordinariamente el hígado y la sangre.

● Elimina o reduce las comidas grasas, el azúcar refinado, la sal, el café, el alcohol y las bebidas con agua carbonatada.

Yoga para los ojos

Los masajes regulares en la zona de los ojos y algunos ejercicios oculares sencillos realizados a lo largo del día pueden ayudar a relajar, limpiar y fortalecer los ojos. Para dar un masaje en la zona de los ojos, utiliza un aceite biológico —como el aceite de almendra dulce— y presiona con delicadeza con los dedos anulares alrededor de las órbitas óseas de los ojos, desde el extremo exterior a lo largo del borde inferior y, después, por la parte superior del párpado, justo por debajo del arco superciliar. Repite esta operación varias veces, preferiblemente justo antes de acostarte.

Prueba este ejercicio sencillo para fortalecer los músculos ciliares, los cuales permiten que los ojos enfoquen los objetos: Mantén un dedo a unos treinta centímetros de distancia de la cara, a la altura de la nariz, y concentra la visión en él durante diez segundos. Luego dirige la atención a un objeto que esté a unos tres metros de distancia y concentra en él la visión durante otros diez segundos. Ésta sería una primera vuelta. Realiza este ejercicio diez veces y después relájate. Puedes hacerlo varias veces a lo largo del día.

Nutrientes para la vista

Los ojos dependen de las vitaminas, minerales y proteínas que se obtienen de la alimentación. Come muchas frutas y verduras, en particular las variedades de color amarillo y naranja como, por ejemplo, los boniatos y la calabaza de invierno. También debes comer mucha carne de ave, pescado, frutos secos, semillas y cereales integrales. Consume cantidades mínimas de grasas animales saturadas y de sal. Toma bastantes vitaminas antioxidantes C y E. La vitamina D, el hierro, el cobre, el cinc, el calcio y las proteínas también desempeñan un papel importante en la salud de tus ojos. Entre las plantas más beneficiosas para los ojos están la eufrasia y el arándano, que pueden encontrarse con facilidad en las tiendas de alimentos integrales y en las herboristerías.

El cuidado de los ojos

Personalmente, no recomiendo las gotas para los ojos que venden en los comercios. En su lugar, sugiero hacer cualquiera de los tratamientos que citaré a continuación. Cada uno de ellos cumple su objetivo calmante cuando se aplican sobre los ojos cerrados durante quince o veinte minutos.

- Unas bolas de algodón empapadas con leche biológica helada y colocadas sobre los ojos por la mañana ayudan a reducir las bolsas.

- Unas bolas de algodón humedecidas en agua de rosas ayudan a calmar el enrojecimiento los ojos.

- Las rodajas de pepino, manzana o patata calman y reducen las bolsas que se forman debajo de los ojos.

- Las bolsas de té negro frías son un fuerte astringente que desinflama los tejidos y, por tanto, reducen la hinchazón de las bolsas.

- Las bolsas o compresas frías de infusión de manzanilla calman y reducen la hinchazón. Para preparar una de estas compresas, pon dos cucharadas de esta planta en una taza de agua, hiérve-

Síndrome ocular del ordenador

Las personas que trabajan con ordenador parpadean mucho menos de lo que lo hacen cuando descansan. Normalmente el parpadeo se hace hasta 22 veces por minuto, pero ante un ordenador esta cifra se reduce a siete. Esto puede causar vista cansada e irritación, visión borrosa o doble, además de dolor de cabeza. Para prevenir estas consecuencias, parpadea de manera regular cuando trabajes con el ordenador. Cada veinte o treinta minutos, dirige la atención a objetos situados a distintas distancias. Cerciórate de que la parte superior de la pantalla del ordenador esté a la altura de los ojos y a un brazo entero de distancia. Asegúrate también de tener la iluminación adecuada. Finalmente, piensa en comprarte un filtro para la pantalla, que te puede ayudar a proteger la vista del brillo.

la, déjala enfriar y cuélala. Empapa unas bolas de algodón o unos paños (la manzanilla mancha) con la infusión, y póntelas sobre los ojos.

● Una compresa tibia con infusión de caléndula calma la irritación. Puedes preparar una de estas compresas humedeciendo un paño o unas bolas de algodón en un cocimiento de caléndula. Déjalo enfriar y, después, ponte el paño o las bolas de algodón sobre los ojos. En vez de las compresas, también se pueden utilizar bolsas de infusión de caléndula remojadas y dejadas enfriar.

El empleo de los colirios

Para lavarte los ojos, puedes comprar un colirio biológico ya preparado o hacértelo tú misma hirviendo dos cucharadas de eufrasia biológica seca en $1/2$ l de agua. Déjalo enfriar y cuélalo. Llena un lavaojos y, a continuación, aplícalo sobre el ojo y parpadea durante unos treinta segundos. Si no dispones de un lavaojos, también puedes ponerte una bola de algodón empapada en el colirio sobre los ojos y estirarte de quince a veinte minutos. La eufrasia seca se encuentra en muchas tiendas de dietética.

Cuando las alergias hacen llorar los ojos y producen picor e irritación, piensa en la quercetina, sustancia bioflavonoide que bloquea el torrente de histaminas, sustancias que el cuerpo libera cuando está expuesto a reacciones alérgicas. Puedes encontrar la quercetina en las tiendas de dietética.

● Una compresa de agua fría ayuda a aliviar el picor de los ojos.

Tienes un aspecto magnífico

Deberías ser especialmente cuidadosa con lo que te pones en los ojos y alrededor de ellos como, por ejemplo, las lentes de contacto o el maquillaje. Los ojos son sumamente sensibles, y un poco de atención puede prevenir problemas más adelante; desde infecciones por bacterias a reacciones alérgicas temporales.

● Si utilizas lentes de contacto, ten en cuenta que debes usar una solución natural y sin conservantes para lentillas. Puedes conseguir fácilmente este tipo de producto en la mayoría de tiendas que venden productos biológicos.

● Ten cuidado con el maquillaje. Desecha cualquiera que tenga más de seis meses –aunque sería mejor hacerlo a los tres meses. Busca un maquillaje para ojos hipoalérgicos. Existen líneas de productos biológicos de maquillaje para ojos, pero probablemente te será más fácil encontrar productos que contengan una mayoría de ingredientes naturales o, por lo menos, algunos ingredientes biológicos.

- Utiliza aceites de almendra, oliva o yoyoba biológicos para dar masajes con delicadeza en la zona de los ojos, o utiliza estos aceites en una bola de algodón humedecida para desmaquillarte suavemente.

- Cada noche, utiliza un poco de algodón para aplicarte ligeramente aceite de oliva o de ricino en las cejas y en las pestañas. Con el tiempo, esto da lugar a unas pestañas y unas cejas más espesas y brillantes.

- Cuando estés al sol utiliza siempre gafas con protección ultravioleta.

- ¡Deja de fumar! El tabaco provoca arrugas alrededor de los ojos.

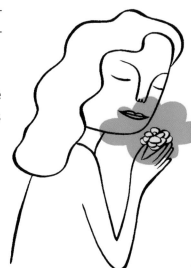

Tu nariz sí que sabe

La nariz es otro milagro de la creación. El sentido del olfato tiene la capacidad de traerte a la memoria recuerdos agradables, relajarte y eliminar el estrés. ¡Tu nariz sí que sabe!

Además de sus poderes emocionales, la nariz también posee importantes facultades físicas. Cuando inspiras y espiras por la nariz, las membranas mucosas bloquean la entrada de bacterias y partículas de polvo en tu cuerpo. Los pelos (cilios) de la nariz calientan el aire que entra en los pulmones e impide que la nariz gotee, dirigiendo el flujo de las secreciones mucosas hacia el fondo de la garganta. Para dejar que estos procesos naturales sigan ocurriendo, es importante mantener un sistema inmunológico capaz de evitar resfriados o sinusitis. Si tienes la nariz tapada, un vaporizador o vahos con aceites esenciales de eucalipto, enebro o árbol del té pueden ayudarte a destaparla. Sin embargo, si padeces pólipos nasales, desviación del tabique nasal o cualquier otro malestar que te impida respirar con normalidad por la nariz, busca atención médica.

Aromaterapia

Cada vez que percibes un olor, se desencadenan las sensaciones y los recuerdos —sentimientos que van desde el deseo hasta el disgusto— según la respuesta del cerebro a ese olor par-

Suave es la música que te cautivaría para siempre;

ticular. La ciencia de la aromaterapia recurre a este enorme poder, en el que los olores —empezando por los aceites esenciales— son utilizados para tratar la fisiología cuerpo-mente. Los aceites esenciales son la energía vital, sutil, aromática y volátil extraída de flores, semillas, hojas, tallos, cortezas, raíces, frutos de diferentes árboles, arbustos y plantas. Tanto si disfrutas de un aceite esencial inhalando su perfume transportado por el aire, como si lo aplicas directamente en tu piel, algunas de sus moléculas entran en tu torrente sanguíneo y ofrecen a tu cuerpo cientos de poderosas sustancias químicas que nutren tu equilibrio físico, mental, emocional y espiritual. Tal vez creas que beneficiar a tu cuerpo y a tu mente únicamente oliendo un poco de aceite sea demasiado bueno para ser verdad, pero existen muchos estudios que confirman las cualidades terapéuticas y estimulantes de los aceites esenciales.

La inhalación del aroma de un aceite esencial afecta a tu mente, a tu estado de ánimo y a tus emociones. Este proceso también libera hormonas hacia los órganos y células de tu cuerpo. Las reacciones pueden ser calmantes, refrescantes, tonificantes o estimulantes. Si se aplican externamente, las moléculas de aceite esencial actúan en el cuerpo —piel, músculos, articulaciones y órganos— penetrando la piel, entrando en la capa dérmica e interactuando con los vasos sanguíneos y linfáticos, el tejido conjuntivo, las glándulas sebáceas y sudoríparas, los nervios sensoriales y los folículos pilosos. Los efectos de los aceites esenciales cubren toda la gama de los tejidos del cuerpo, e incluyen la hidratación de la piel, el equilibrio de la fisiología cuerpo-mente, la moderación de los sentimientos y la función antiinflamatoria. Los aceites esenciales también pueden favorecer la eliminación de sustancias excedentes y la regeneración de células nuevas.

Estos aceites pueden variar enormemente de calidad y precio, pero éste es un aspecto en el que no debes transigir. Asegúrate de que tus aceites esenciales procedan de una empresa reconocida, tengan garantía biológica y sean aceites esenciales puros al cien por cien, sin excipientes, diluyentes sintéticos o aceites minerales. Los comerciantes se han subido al tren de la aromaterapia y encontrarás muchos productos falsos a la venta. Con frecuencia, estos productos contienen fragancias y colores artificiales que pueden causar reacciones alérgicas.

la flor de olor más agradable es tímida y modesta.

William Wordsworth

Instrucciones básicas para la aromaterapia

Aunque la aromaterapia implica cualquier perfume que desencadene sensaciones agradables, generalmente se empieza eligiendo un aceite esencial que estimule una respuesta positiva. Para sacarle el máximo provecho a los aceites esenciales, estudia su oferta; te sentirás atraída instintivamente hacia los que prefieras. Para empezar, elige un aceite esencial que sea calmante, como por ejemplo, los aceites de lavanda, manzanilla, toronjil o pachulí; y otro que sea estimulante, como el de menta o pomelo. Puedes utilizarlos de varias formas:

● Mezcla varias gotas de aceite esencial en 30 ml de aceite vegetal biológico y date un masaje en los pies, el cuero cabelludo o cualquier otra zona que necesite cuidado y atención.

● Vaporiza el aire de tu alrededor. Puedes hacerlo mezclando varias gotas de aceite esencial con agua purificada en un atomizador, o bien utilizando agua de flores. El agua de flores, que generalmente se vende en nebulizadores, es el producto derivado del método de destilación al vapor que da lugar a los aceites esenciales.

● Pon unas gotas de aceite esencial en la lavadora junto con el detergente antes de comenzar el programa de lavado. Unas gotas no manchan, y después del enjuague sólo quedará un ligero indicio del maravilloso perfume.

● Utiliza un vaporizador o difusor para esparcir las esencias en el ambiente. Por la noche, vaporiza eucalipto y enebro en el dormitorio si tienes la nariz tapada; por la tarde, usa lavanda para calmar los nervios; y por la mañana, utiliza esencias de cítricos para ponerte en movimiento.

● Coloca en tu coche un pequeño difusor de arcilla con aceites esenciales. Esto puede

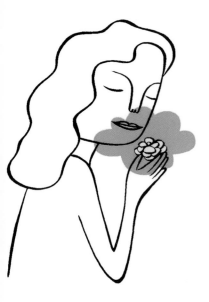

producir un intenso efecto positivo y tranquilizante, especialmente cuando hay atascos de tráfico. Para que dispongas de una lista de los aceites esenciales calmantes, lee «La elección de los aceites esenciales» en la página siguiente.

● Pon una gota de aceite esencial sobre una bombilla apagada. Al encender la luz, la bombilla calienta la fragancia y la dispersa por la habitación. También puedes comprar un difusor de cerámica que se ajuste sobre la bombilla. A mí me gusta hacer esto particularmente cuando me alojo en un hotel.

● Añade aceites esenciales a tus productos habituales para el cuidado de la piel y del cabello, para realzar y acentuar así sus beneficios y sus características. O compra productos biológicos para el cuidado personal que ya contengan aceites esenciales puros.

● Báñate con aceites esenciales. En primer lugar, pon varias gotas del aceite esencial que desees en un aceite de base. Esto diluirá el aceite esencial e impedirá que se te meta en los ojos mientras te bañas (lo que puede ser perjudicial). Después, llena la bañera y añade la mezcla de aceites preparada. No viertas los aceites mientras se llena la bañera, porque esto puede hacer que las moléculas del aceite se disipen demasiado rápido.

● Prepara sales perfumadas poniendo una cucharada de sal gema y diez gotas de aceite esencial de orégano, menta o romero (o una mezcla de todos ellos) en un recipiente pequeño con tapa hermética. Destápalo e inhala como desees. Despejará tu mente y te estimulará de forma instantánea.

● Las velas perfumadas son estupendas para meditar, relajarte y para las ocasiones especiales. Asegúrate de que la vela esté hecha de aceites esenciales puros, cera de abejas natural y una mecha natural sin plomo.

La elección de los aceites esenciales

Éstos son algunos de mis aceites esenciales preferidos. Pruébalos y utiliza los libros de referencia que aparecen en la «Bibliografía» (página 137) para estudiar otras posibilidades. A medida que vayas probando estas esencias, idearás tu propia lista de aromas.

Albahaca. Es estimulante, refrescante y reconfortante. Alivia el proceso de digestión, ayuda a purificar y equilibrar, y resulta excelente en las afecciones de piel inflamada.

Eucalipto. Es un aroma fresco e intenso, que resulta antiséptico y que se utiliza contra la congestión respiratoria. También alivia las penas y despeja la mente.

Geranio. Es dulce y halagüeño, con un trasfondo de frutas y menta. Ayuda a equilibrar la piel y el estado de ánimo de las mujeres.

Ilang-ilang. Se considera afrodisíaco. Acompañado de romero o lavanda es excelente para dormir. También va muy bien para equilibrar e hidratar la piel.

Lavanda. Es dulce, balsámica y herbácea. Este aceite produce un aroma relajante y tiene propiedades analgésicas, antisépticas y antiinflamatorias.

Manzanilla. Es dulce, herbáceo y frutal. Tranquiliza los nervios y cura la piel seca, sensible o inflamada.

Orégano. Es aromático, dulce y refrescante. Despeja la mente y es un estimulante instantáneo.

Pomelo. Preparado con la piel de la fruta es un aceite que alivia la congestión respiratoria y revitaliza el espíritu. El aceite esencial de naranja consigue unos resultados muy similares.

Romero. Es tonificante, favorece la circulación y alivia los músculos agotados. También ayuda a concentrar la mente.

Rosa. Levanta los ánimos, despierta el espíritu creativo y romántico, estimula ligeramente la circulación y resulta la mejor elección para el cuidado de la piel.

Salvia romana. Es una planta extraordinaria para provocar ensueños en la mujer (el trabajo que realiza la mente cuando está dormida o soñando). También ayuda a las células y hormonas, estimula la producción natural de estrógenos en el organismo y va bien para los dolores de cabeza, la tos, y la piel seca y envejecida.

Sándalo. Es exótico, cálido y muy seductor. Resulta excelente para hidratar y regenerar la piel.

> # Si la música es el alimento del amor, aprovéchate.
> *William Shakespeare*

Buenos consejos sobre los oídos

Nuestros oídos tienen minúsculos pelos entre el líquido viscoso que hay en su interior. Estos pelillos se mueven cuando las vibraciones del sonido los golpean, y desencadenan unos impulsos nerviosos hasta el cerebro, donde se interpreta dicho sonido. Parece que algunos sonidos crean una resonancia en nuestro sistema nervioso y equilibran nuestra fisiología cuerpo-mente. Los sonidos provocan diversos cambios físicos, como alterar la temperatura de la piel, los esquemas de las ondas cerebrales y los niveles de las hormonas del estrés en el torrente sanguíneo.

Buenas vibraciones

La música puede tranquilizar, aliviar o infundir vigor. También se ha demostrado que calma el estrés, el insomnio y la depresión; que aumenta la concentración y la memoria; que potencia la inmunidad; y que alivia el dolor. A la música de violines y flautas, y de ritmo lento, me gusta llamarla «música para viajar al cielo». En el otro extremo del espectro está la música estimulante, con instrumentos de viento y percusión, que rebosan el cuerpo y la mente de júbilo.

La música fácil de escuchar, como la ópera, el jazz, el rock and roll, los ritmos latinos, la música tecno e incluso el hip-hop, tiene el poder de aumentar y equilibrar la vitalidad y la energía. Independientemente de tu estado de ánimo y de tus preferencias personales, tienes que escuchar la música sentada cómodamente, con los ojos cerrados y respirando profunda y regularmente. Introduce la música en tu cuerpo, tu mente y tu alma. Sigue tus instintos y únete a la música, tanto si ésta es sedante como estimulante. Es una forma maravillosa de meditar, rezar o entrar en trance. Si te apetece, baila hasta sudar. Ésta es una de las maneras más universales de curarse a uno mismo: unir la actividad física con la música, para dar vigor y tonificar cuerpo y alma.

¡Escucha esto!

Para aumentar más tu capacidad auditiva, escucha a tu cuerpo y toma medidas. Si experimentas un pitido o un picor en los oídos, puedes tener un tapón de cera o alguna obstrucción. Prueba una de las siguientes terapias aunque, como siempre, consulta a tu médico sobre cualquier problema persistente en los oídos o en la audición.

● Utiliza un cuentagotas para poner dos gotas de peróxido de hidrógeno en cada oído. Enjuágate ligeramente el oído con una perilla (especial para hacer lavados) llena de agua tibia. Haz esto una vez al día durante un par de días.

● Estírate de costado y ponte diez gotas de aceite de sésamo tibio en el canal auditivo. Estira el pabellón de la oreja hacia abajo para dejar que entre el aceite. Descansa en esa posición durante cinco minutos. A continuación, ponte una bola de algodón en el oído, gira al otro lado, y repite la operación en el otro oído. Termina esta terapia estirándote de espaldas durante unos minutos. Este tratamiento debería hacerse a primera hora de la mañana y sólo una vez al año. (Nunca te introduzcas nada en el oído, si crees que la membrana del tímpano podría haberse roto).

● Reduce la ingestión de estimulantes como, por ejemplo, la cafeína, el tabaco, el alcohol, las aspirinas y el agua tónica. Se cree que todos ellos empeoran los problemas de oído.

Hinca el diente en estos datos

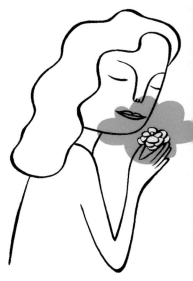

La boca es la puerta de entrada del cuerpo, por lo que todo lo que entra por ella puede beneficiarte o perjudicarte. En la boca —que incluye los labios, los dientes, las encías y la lengua— empieza el proceso digestivo y se encuentra el sentido del gusto. A lo largo y ancho de la lengua hay diez mil papilas gustativas que diferencian los sabores dulce, ácido, salado, picante, amargo y astringente. Tener una lengua te permite hablar con la gente. Los labios son una prolongación provocativa de la mucosa bucal, que es el revestimiento interior de la boca. Los dientes expresan tu felicidad cuando enseñas tus perlas blancas. Y las encías contienen y sujetan los dientes.

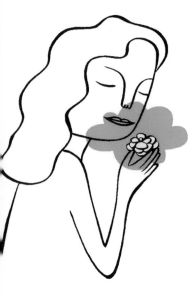

La función de los labios

Los labios, muy sensibles, contienen unos sensores especializados cerca de la superficie de la piel que responden al más mínimo estímulo. Estos sensores se encuentran en pocas partes del cuerpo: en los labios y en la lengua, en las palmas de las manos, en las plantas de los pies, en los pezones, en el clítoris y en el pene. A diferencia de la piel del resto del cuerpo, los labios no tienen melanina para protegerlos ni tampoco glándulas sebáceas. Esto contribuye a la posibilidad de que se presenten problemas como, por ejemplo, quemaduras, grietas y sequedad. Así que depende de ti el mantener unos labios tan sanos como sea posible. Puedes probar lo siguiente para protegerlos:

● Bebe mucha agua para mantener los labios hidratados desde el interior. Restringe la ingestión de alcohol y cafeína debido a sus cualidades deshidratantes.

● Sigue una dieta equilibrada que te proporcione toda la gama de vitaminas y minerales, sobre todo vitamina B y hierro.

● Utiliza barras de labios biológicas que obtengan sus pigmentos de fuentes naturales como, por ejemplo, los óxidos de hierro.

● Usa un cepillo de dientes suave para cepillarte los labios. Eso elimina la piel muerta y aumenta la circulación de la sangre en esa zona.

● Cúrate los labios dañados con bálsamos biológicos, preparados con emolientes naturales como los aceites vegetales, las ceras naturales o la manteca de cacao. Si fuera necesario, ponte un toque de aceite de almendra dulce o de oliva. Cuando salgas al aire libre, ponte un bálsamo de labios con factor de protección solar SPF 15.

No eches a perder tus encías

He oído decir que cuanto más tiempo mantengamos nuestros dientes, más tiempo viviremos. La conservación de la dentadura original depende mucho de la salud de las encías. Aparte de la genética, los problemas con los dientes y las encías tienen generalmente su origen en la higiene bucal. Es realmente importante que te cepilles los dientes, los limpies con seda dental y que acudas al dentista ¡al menos dos veces al año!

Cepilla tus dientes varias veces al día

Cepilla siempre tus dientes después de cada comida. Haz pequeños movimientos circulares en toda la dentadura durante unos tres minutos. Los dentistas recomiendan cerdas suaves de nailon, en vez de cerdas naturales, que suelen ser duras y dañan las encías. Utiliza dentífricos, polvos y enjuagues bucales de plantas como la equinácea,el, té verde y la mirra.

Puedes prepararte tu propia pasta de dientes y enjuagues bucales bactericidas mezclando una pasta espesa de bicarbonato de sodio y peróxido de hidrógeno. Añade una gota de aceite esencial de menta para darle sabor. Sigue con un enjuague de una cucharadita de sal marina disuelta en 225 ml de agua caliente. Para prepararte un elixir bucal, añade una gota de aceite esencial de menta en 30 ml de agua.

También usa diariamente hilo dental sin cera, al menos durante uno o dos minutos. Busca hilos dentales naturales que contengan esencia de canela o de árbol del té, ambas muy apreciadas por sus propiedades bactericidas.

Las fresas tienen un efecto limpiador y blanqueador natural, y pueden ser buenas alternativas al cepillado de dientes cuando se está de acampada. Chafa una fresa y frota ligeramente su pulpa por los dientes. Después enjuágate la boca.

La saliva es importante

Un flujo de saliva que limpie la cavidad bucal es importante para una buena salud. La boca seca favorece la formación de caries. Si tu flujo de

¿Te has pintado los labios hoy?

Se dice que una mujer puede llegar a consumir hasta 2 kg de barra de labios durante toda su vida. Si usas barras de labios convencionales, corres el riesgo de ingerir ingredientes muy perjudiciales –muchas personas creen que son los cosméticos más tóxicos que existen. Hay la posibilidad de que se produzca una reacción alérgica, así como la exposición a ingredientes relacionados con algunos tipos de cáncer. Este complicado asunto ha dado lugar a una continua investigación gubernamental, científica y jurídica. Aún quedan muchos terrenos poco definidos respecto a lo que es aceptable y seguro; probablemente agravado por el hecho de que el negocio de la belleza tiene autonomía propia, y la oficina de cosméticos de la Food and Drug Administration (organismo estadounidense de atención al consumidor) realmente parece pequeña ante una industria cosmética de más de 36.000 millones de dólares. Por eso existen muchos motivos para buscar productos para el cuidado personal que sean naturales y biológicos.

Evita hacer rechinar los dientes

Algunas personas tienden a hacer rechinar los dientes cuando están agobiadas. Si tienes este problema en los momentos de estrés, pon la lengua entre los dientes o en el paladar. Esto mantendrá los dientes separados, impidiendo que los hagas rechinar o que aprietes las mandíbulas.

Rechinar los dientes mientras dormimos puede dañar la estructura muscular y ósea de las mandíbulas, así como el esmalte de los dientes. Habla con tu dentista sobre una protección dental o, aún mejor, utiliza algunas técnicas para reducir el estrés como, por ejemplo, el yoga, la meditación y la respiración profunda.

saliva es insuficiente, si te encuentras bajo tratamiento de radioterapia o si tomas medicinas que te secan la boca, habla con tu médico. Además de las soluciones medicinales, prueba ir tomando sorbos de agua a lo largo del día para mantenerte más hidratada.

Los chicles de aceite de semilla de perejil, aceite de girasol, aceite de menta verde, o el edulcorante natural xylitol pueden ser beneficiosos para mantener un flujo de saliva saludable.

Mascar estos chicles después de las comidas también ayuda a eliminar las bacterias, azúcares y ácidos que producen la caries.

La nutrición también desempeña su papel

Por supuesto, para tener unos dientes sanos no debes comer grandes cantidades de alimentos dulces que puedan causarte caries. Por el contrario, sí deberías hacer una dieta sana basada en productos biológicos y que contenga muchos alimentos crudos y con fibra para favorecer el masaje de las encías. Además, tienes que tomar mucho calcio y magnesio, ya sea en las comidas o mediante suplementos vitamínicos. Asegúrate también de que tomas bastante cromo, cinc y selenio en tu dieta. Todos son decisivos para mantener los fluidos naturales que te limpian los dientes. Refuerza tu función inmunológica con antioxidantes, sobre todo con vitamina C y coenzima Q_{10}.

Prueba un masaje bucal

Un masaje bucal puede ser tan bueno como en el resto del cuerpo. Date un masaje diario en las encías. Pon un poco de a ceite de oliva o de sésamo en la yema de un dedo y frótate ligeramente toda su superficie. Esto va extraordinariamente bien para estimular el flujo sanguíneo.

También puedes activar la circulación sanguínea y linfática de los músculos bucales y faciales haciendo ejercicios con el rostro. Aquí tienes tres modos de hacerlo:

● Mueve la nariz de un lado a otro.

● Hincha las mejillas y respira profundamente por la nariz diez veces. Suelta el aire y relaja tus mejillas.

● Abre bien la boca y los ojos, y saca la lengua todo lo que puedas. Vuelve a la posición normal y relájate.

Para tener buen aliento

Para tener un aliento fresco, mastica semillas de hinojo, perejil o menta, o utiliza un atomizador natural para el aliento. Busca productos que contengan canela, equinácea y menta, las cuales controlan las bacterias al mismo tiempo que refrescan el aliento.

Restregarse la lengua por las mañanas puede reducir también el mal aliento y el sarro, porque erradica la formación de bacterias. Hoy en día, es fácil encontrar espátulas para restregar la lengua. Si todavía no lo has probado, cómprate una espátula en una tienda de dietética.

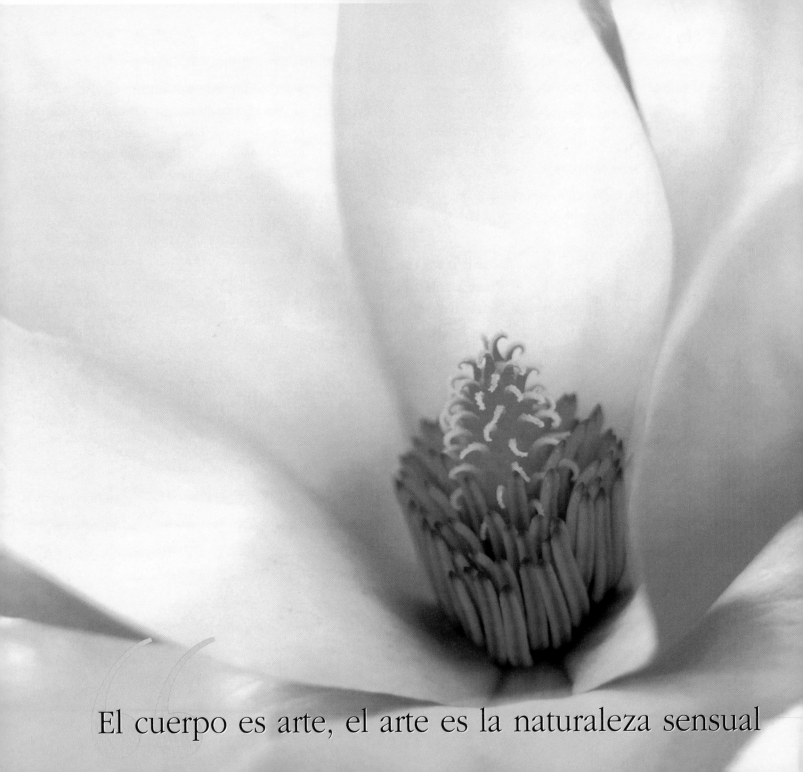

El cuerpo es arte, el arte es la naturaleza sensual

La sexualidad natural

engendrada en la vida del espíritu.

Bettina von Arim

La sexualidad es nuestra energía creativa. Comprender la importancia que tiene la energía sexual en relación al hecho de engendrar **belleza** y bienestar puede ser la cosa más importante que hagas por ti misma. La sexualidad, *terra incognita* para algunos, océano de vida para otros, es un tema que merece ser **estudiado** a fondo. La naturaleza polifacética de la sexualidad desempeña un papel extraordinario en nuestras vidas. Es una manifestación de **energía** de tipo libidinoso. Desde el tantra a la soja, desde la autosatisfacción a la raíz de angélica, desde las fantasías sexuales a los ejercicios del doctor Arnold Kegel, existe una gran variedad de métodos biológicos y naturales para realzar nuestra **sexualidad**. No obstante, nuestra sexualidad puede estar llena de muchas ideas falsas que, con frecuencia, provienen de nuestra educación y de las influencias culturales. Nuestra visión de la sexualidad puede ser tan diferente y **variada** como nuestras creencias religiosas, nivel socioeconómico, origen étnico y educación. ● Curiosamente, si la persona vive en una escala de vibraciones más elevada, las teorías externas acerca de la expresión sexual no se tienen en cuenta. Nuestro cuerpo es energía vibrante pura. A medida que vamos accediendo a los estados vibrantes más elevados de nuestro ser, nos sentiremos más conectadas con el **espíritu**. Cuanto más conectadas estemos con el espíritu, más capacitadas estaremos para ignorar o, por lo menos, para pasar por alto las influencias externas de nuestra vida. ● En este punto más evolucionado, la sexualidad que fluye libremente puede alcanzar su plenitud de forma muy fructífera, se vuelve a sembrar a sí misma y continúa **floreciendo** durante toda la vida.

" El placer sexual en la mujer es una especie de hechizo

Empieza contigo misma

Alcanzar este nivel superior de vibraciones significa que estás en un punto en el que te conoces y te comunicas contigo misma, o dicho de una manera más biológica, con tu espíritu. Deberías saber que todo empieza con el amor, la intimidad y la sensualidad que primero te expreses a ti misma. Cuando sepas lo que te proporciona placer, podrás comunicar al exterior esta información de un modo más efectivo.

Parte de este plano más elevado y extraordinariamente enriquecedor consiste en aprehender en todo momento la belleza erótica que te rodea. Observa tu entorno con profundidad para entender de qué modo te afecta y excita esa belleza. El mundo es sorprendentemente erótico y el placer de lo erótico concierne a nuestro amor por la belleza. En las cuevas de Lascaux, hay una famosa pintura rupestre de un cazador que ha disparado una flecha a un búfalo, y el cazador tiene una erección. ¿Cuál podría ser la razón de ello? El cazador ha rogado a su Dios para que provea a su tribu de comida y pieles, y Dios lo ha bendecido con esas provisiones. El cazador ha establecido una conexión con lo divino: el espíritu poderoso del búfalo se unirá a los miembros de la tribu a través de la carne que ellos comerán y de las pieles que vestirán.

¡Esto es muy emocionante! Y excita mucho a este cazador. Pero ilustra también de qué modo experimentamos las diferentes formas de excitación, en la medida en que contemplamos cómo se desarrolla la vida. Cada una de las que estáis leyendo esto tenéis una interpretación personal de la belleza erótica que os rodea y os produce excitación. Sin embargo, lo que necesitamos aprender es cómo reconocer, respetar y conectarnos con esta forma de belleza.

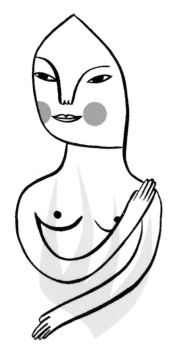

La sexualidad como energía universal

Las tradiciones curativas, desde la época más remota hasta la actualidad, incluyen la sexualidad como una expresión sagrada de lo divino. Nuestra sexualidad sale a la luz del seno de la creación. Es la danza de la vida que equilibra, renueva, regenera y reproduce. Existe una energía creativa divina que fluye a través de todas las cosas y que otorga la vida. Esta creación es el amor

mágico y requiere un desenfreno total.

Simone de Beauvoir

de Dios que fluye desde y a través de todas las cosas; y, por supuesto, también a través de ti hacia el universo.

Convertirte en una persona cariñosa es esencial para vivir de un modo biológico. Esto incluye amar a la Tierra, a tus vecinos, a tu otro yo y a ti misma. Es más, el amor en el sentido biológico llega más allá del significado tradicional de intimidad; incluye compasión, empatía, hechizo, sensualidad, compromiso y otros sentimientos más.

Un aspecto importante del amor es nuestra sexualidad y nuestro modo de expresarla. Los obstáculos que se oponen a nuestra energía sexual dificultan que fluya libremente nuestra capacidad para expresarnos y comprender nuestros deseos. Para descubrir y liberar tu sexualidad, debes empezar por mirar hacia tu interior y reflexionar sobre quién eres, por qué estás aquí y qué es lo que realmente te hace feliz. Deja claro tus deseos, visualízalos y dales voz. Confirma positivamente el resultado que deseas. Deja correr la fantasía para alimentar la imaginación erótica.

Para comprender tu sexualidad, deberías saber que ésta tiene su origen en la mente y no en los genitales. A menudo, la educación sociocultural y religiosa empañan o reprimen nuestra opinión de la sexualidad, fusionando el concepto con el acto sexual mismo. La sexualidad también puede ser distorsionada por los medios de comunicación y la explotación de la publicidad, que envía mensajes ambivalentes cargados de insinuaciones y sugerencias sexuales. Y, por supuesto, no podemos olvidar el miedo relacionado con la sexualidad, porque asociamos la sexualidad con el acto sexual, y este acto con un posible trauma: enfermedades de transmisión sexual, embarazos no deseados, abuso sexual, violación y problemas de identidad sexual. Ahora, por si acaso, añadamos la ansiedad que nos pueden causar nuestra capacidad para tener hijos, hacer el amor, el síndrome premenstrual, la menopausia y la impotencia. Está claro que el tema de la sexualidad puede provocar muchos problemas

El ejercicio del sexo

En general, debe evitarse el ejercicio intenso por la noche porque te despierta y puede dificultarte conciliar el sueño. El sexo es la excepción. El alivio y la relajación que sentimos después de un orgasmo, junto con el efecto de las endorfinas liberadas, produce una sensación de bienestar posterior que es verdaderamente tranquilizante e induce al sueño.

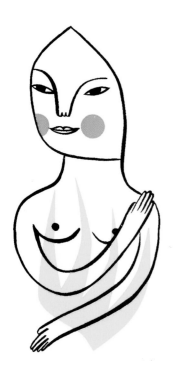

estresantes. Más razón aún para realizar un poco de búsqueda espiritual y abrir los canales de comunicación con tu interior y con tus seres queridos. Sólo entonces podremos comprender, recibir y dar amor en un sentido biológico, amando de forma natural a *todas* las personas que apreciamos con compasión, empatía y compromiso. Entonces seremos libres de incorporar a nuestra vida la verdadera realidad del sexo y todo su apasionamiento.

Sexualidad sagrada

Cuando hacemos el amor desde un nivel de conciencia más elevado, experimentamos la sagrado, la divinidad y el placer infinito de la unión con Dios. Tanto si se trata de masturbarte como de hacer el amor con tu pareja, el ejercicio del amor incluye una conciencia aguda de las sensaciones de tu cuerpo y el aprendizaje de cómo expresar la respuesta física a estas sensaciones. El control de la respuesta a estas energías de tu cuerpo, te permite realizar toda la experiencia: nuestra fusión con la divinidad.

Tanto si disfrutas del sexo tántrico como si continúas con tus propias prácticas, es primordial hacer el amor regularmente. Los beneficios que aporta el sexo (satisfacciones emocionales, ventajas físicas y profundización en tu relación de pareja) pueden influir en tu salud y bienestar general. Debes tener intimidad amorosa de forma habitual como parte importante de tu vida. Si padeces una pérdida del deseo sexual —y no se debe a un problema fisiológico, sino que simplemente te sientes cansada y con demasiadas obligaciones en otros aspectos de tu vida— debes saber que puedes cambiar esta situación. Tienes la voluntad para hacerlo. Sólo tienes que simplificar tu vida para poder incluir el disfrute de tu sexualidad regularmente.

Aumentar el deseo sexual

Si las obligaciones, los niños, las fechas límite o el ritmo agotador de la vida están extinguiendo tus impulsos sexuales, quizás quieras probar estas saludables formas de aumentar tu deseo y volverte a conectar con esta hermosa experiencia:

● Sigue una dieta biológica de alimentos integrales. Practica técnicas de relajación y técnicas que elevan la conciencia. Y haz mucho ejercicio físico.

● Consume hidratos de carbono en las frutas, las verduras y los cereales. Y evita los dulces.

● Consume en tu dieta, o mediante suplementos, cantidades suficientes de las vitaminas y minerales siguientes: ácido gamma-linolénico (AGL); aminoácido antioxidante glutationa; magnesio; vitamina A; complejo vitamínico B; vitaminas C y E; y cinc. El médico puede hacerte un análisis de sangre para determinar si necesitas reforzar alguno de estos nutrientes.

● Prepara un ambiente adecuado. En el dormitorio, satisfaz todos los sentidos con aceite de masaje, tu disco compacto preferido, sábanas limpias, una vela perfumada o un difusor de aromaterapia, y flores frescas.

● Introduce los aromas apropiados. Las investigaciones indican que existe una conexión entre la excitación sexual femenina y el olor dulce de los caramelos, los polvos de talco para bebés, la tarta de calabaza y la esencia de lavanda. Todos estos aromas provocaron un aumento considerable del flujo sanguíneo de la vagina, un conocido indicador de la excitación sexual. Se dice que ciertos perfumes provocan recuerdos felices que estimulan un estado de ánimo propicio, y que estos perfumes también podrían actuar sobre las sustancias químicas del cerebro que controlan dicho estado de ánimo.

● Si roncas mucho, trata de buscarte un tratamiento. La apnea del sueño con ronquidos (cuando las vías respiratorias quedan obstruidas durante el sueño y la respiración se interrumpe por

La masturbación

La masturbación o autosatisfacción puede ser el medio por el cual lleguemos a conocernos y disfrutar de nosotras mismas de una manera intensa e íntima. Una de las razones por las cuales el veinte por ciento de las mujeres han experimentado pocas veces –o tal vez nunca– un orgasmo se debe a que jamás han sido excitadas debidamente. Puedes cambiar todo esto responsabilizándote de tu propia excitación. La masturbación te permite descubrir lo que realmente te excita y te hace sentir bien.
Y cuando seas consciente de ello, podrás disfrutar de una experiencia más dinámica con esa persona tan especial.

unos momentos) parece que inhibe las funciones hormonales adecuadas y reduce los niveles de oxígeno en el torrente sanguíneo. Los investigadores encontraron mejoras en el orgasmo y el impulso sexual después de haber tratado satisfactoriamente la apnea del sueño.

Terapia sexual

La terapia sexual implica la modificación del comportamiento que hay alrededor de las actuaciones y los sentimientos (culpa, miedo y actitudes culturales) que interfieren en la respuesta sexual. Enseña nuevos comportamientos que aumentan la experiencia sexual. Con frecuencia, la terapia sexual incluye lo que se llama «ejercicios de concentración sensorial». Estos ejercicios permiten que los miembros de una pareja se relacionen entre sí en el plano físico sin presión ni ansiedad. Cada miembro de la pareja se turna para acariciar al otro, progresando poco a poco hacia la estimulación genital y, si lo desean, a la práctica del sexo genital. Este método permite que las parejas se comuniquen, sin decir palabra, el tipo de estimulación que les gusta. Si buscas el consejo de un terapeuta sexual, asegúrate de que sea una persona cualificada, con un nivel profesional elevado (psiquiatra, psicólogo, asistente social, terapeuta matrimonial y familiar, enfermero o consejero matrimonial y familiar).

Salud sexual y reproductora

La satisfacción de tus necesidades y deseos sexuales es vital para la salud general y, por tanto, para una belleza natural. El estrés físico, mental y medioambiental puede causar un gran desequilibrio en tu sistema endocrino —el principal sistema regulador de las hormonas del organismo— y, de este modo, se inhibe tu capacidad para alcanzar la satisfacción sexual. El estrés mental y químico puede provenir de una ansiedad constante; de emociones derivadas de sustancias tóxicas; de la presencia de sustancias químicas en los alimentos, en el agua y en el aire; de una mala alimentación y de la falta de ejercicio. El estrés físico puede ser consecuencia de la perimenopausia o de la menopausia, o de una mal estado de salud de la próstata y de la impotencia. Todas estas influencias pueden echar a perder el delicado equilibrio hormonal del organismo pero, afortunadamente, existen métodos biológicos para regular estos cambios hormonales. Recuerda que es importante que busques la ayuda profesional y médica cuando la necesites.

Para empezar, lo que comemos puede tener una importancia tremenda para la salud sexual. Por ejemplo, unos investigadores daneses informaron en el año 1994 en la revista médica inglesa *The lancet*, que los hombres que comían alimentos biológicos tenían el doble de espermatozoides en el semen que aquellos que no los comían.

La exposición a las sustancias químicas que causan problemas endocrinos (estrógenos medioambientales) aumenta considerablemente la incidencia de cáncer de testículos y próstata, además de provocar una menor producción de espermatozoides. Esas mismas sustancias químicas aumentan la incidencia de cáncer de pecho, tanto en las mujeres como en los hombres. (También es interesante observar que se encontraron cantidades excesivas de estrógenos en mujeres premenopáusicas que comían mucha carne, en comparación con sus homólogas vegetarianas).

Por el contrario, estudios recientes han descubierto que las mujeres con niveles altos de fitoestrógenos (estrógenos vegetales) tenían menos riesgo de padecer cáncer. Un estudio del año 1992 publicado en *The lancet* confirmaba que las mujeres japonesas, que consumían una dieta rica en soja, tenían concentraciones de compuestos de fitoestrógenos que eran de cien a mil veces más elevados que en las mujeres estadounidenses y finlandesas. Todos los productos biológicos de soja, incluyendo el tempeh y la leche de soja, son ricos en fitoestrógenos, y los médicos están promocionando sus ventajas proteicas, antioxidantes, para fortalecer los huesos y para prevenir el cáncer. Sin embargo, es necesario hacer una advertencia importante: mientras no se hagan más investigaciones, las mujeres con un historial de cáncer de mama deben evitar los suplementos de proteína de soja concentrada y reducir al mínimo el consumo de alimentos que contengan soja. El estrógeno vegetal, aunque más débil que el estrógeno producido de forma natural por el organismo, podría estimular el crecimiento del cáncer, creando una actividad basada en estrógenos que no es deseable en el tejido del pecho.

Consulta a tu médico si tienes alguna afección o molestia. Aunque los métodos naturales pueden ayudar muchas veces, no sustituyen al médico.

Practica los ejercicios de Kegel

Quizás te han recomendado que hagas los ejercicios de Kegel para ayudar a prevenir las pérdidas de orina. Los ejercicios de Kegel también tienen otras ventajas. Ponen en forma y tonifican los músculos vaginales, aumentan la circulación de la sangre en esa zona, y en consecuencia, ayudan a mantener los tejidos sanos y húmedos. Para realizar los ejercicios de Kegel, tensa durante diez segundos los músculos pubococcígeos —también llamados «músculos PC»— que rodean la vagina y después relájate. Repítelo diez veces. Haz estos ejercicios varias veces al día. Practícalos hasta alcanzar la cifra de cien o más veces diarias. Hazlos mientras esperas en un semáforo en rojo o cuando haces cola en el supermercado. Yo los hago cuando estoy en la postura de yoga de la «diosa»; es decir, estirada de espaldas con los brazos a ambos lados, las plantas de los pies juntas y las rodillas caídas hacia los lados. También puedes hacer los ejercicios de Kegel cuando escuchas música, bailas, preparas la comida o realizas algún ritual de belleza, como un masaje facial o del cuero cabelludo.

La salud de la vagina

La sequedad vaginal es un problema para muchas mujeres. El estrés, la menopausia, el embarazo y la lactancia pueden contribuir a ello. Para combatir la sequedad vaginal, prueba lo siguiente:

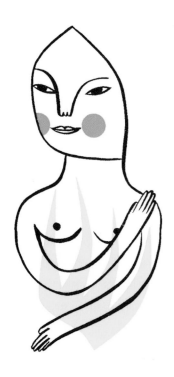

● Bebe mucha agua para hidratarte bien.

● Lubrifícate el interior de la vagina con cremas de hormonas que refuercen y nutran los tejidos vaginales. U opta por un lubrificante vaginal que no contenga hormonas para aliviar la sequedad. Los bálsamos de consuelda o Sylk (basado en el kiwi) son dos buenas opciones que pueden adquirirse en las tiendas de dietética.

● Aplícate aceite biológico de oliva, sésamo o almendra dulce para hidratar la zona vaginal externa.

● No te olvides de tomar los suficientes ácidos grasos esenciales en tu dieta. Pueden ser muy útiles para estar bien lubrificada.

● Utiliza jabones líquidos biológicos para lavar la zona genital.

● Deja respirar a esta zona. Utiliza ropa interior de algodón o seda biológicos, suelta y cómoda. Las medias panty y la ropa interior sintética, así como los pantalones muy ajustados, ponen en peligro el fluido de la energía de vital a través de la vagina.

La menstruación

La regla representa para la mujer un momento muy intenso del mes. Durante esos días somos muy creativas, intuitivas e introspectivas, al conectar con la energía creativa del universo. En la tradición de los pueblos indios nativos de Estados Unidos, se le llama generalmente «tiempo lunar». En este momento, relacionado con los ritmos lunares, las mujeres estamos íntimamente conectadas con la energía universal.

Para apreciar tu ciclo menstrual, tienes que reflexionar sobre tu actitud hacia la regla. Puedes empezar por reafirmarte y aceptar la energía creativa positiva que fluye durante estos días. A lo largo de la Historia, tus hermanas han aprovechado este momento para interiorizar y dar a luz mucha sabiduría y energía. Las mujeres entraban en las «cabañas lunares» y se les servían infusiones y caldos nutritivos. Siguiendo el ejemplo de nuestras hermanas, trata de ver tu ciclo menstrual no como una experiencia terrible, sino más bien como un momento para alimentarte a ti misma.

Existen métodos naturales para ocuparte de tu flujo menstrual; desde los síntomas corrientes de malestar, a la rutina del cuidado personal.

● Si padeces contracciones menstruales o hemorragias fuertes, escasas o irregulares, podría deberse a desequilibrios hormonales. Acude al médico en caso de padecer irregularidades de la menstruación, y si te da su aprobación, prueba una infusión de manzanilla, de sauzgatillo o sauzgatillo, de angélica o de raíz de jengibre; todas ellas beneficiosas para el equilibrio hormonal y de efectos analgésicos.

● Tómate todos los nutrientes que necesites a través de alimentos y suplementos. Mejorar tu nutrición, hacer ejercicio físico, reducir el estrés y descansar favorecerá tu regularidad menstrual. Y recuerda que la regularidad da lugar a una cantidad mínima de dificultades con la menstruación, como un malestar general reducido.

● Reduce las grasas saturadas, que agravan las contracciones y sobrecargan el hígado de trabajo. Este órgano metaboliza el estrógeno, y su exceso puede provocar una hemorragia abundante.

● Toma aceites saludables. El organismo necesita ácidos grasos esenciales para producir nuevas células y para producir las prostaglandinas, unos compuestos parecidos a las hormonas que actúan como transmisores químicos y como reguladores de varios procesos corporales. Las semillas de lino y la prímula u onagra son dos de los ácidos grasos esenciales más corrientes.

Los afrodisíacos

¡Cuántos alimentos tentadores nos atraen! El cardamomo, los higos y las granadas se identifican con lo femenino, mientras que los espárragos, los pepinos y las berenjenas se identifican con lo masculino. Se dice que las trufas confieren un poder seductor a quienes las comen, en tanto que el marisco y las ostras se consideran altamente excitantes. Otros afrodisíacos reconocidos son las alubias negras, los arándanos, el apio, los huevos, las setas oscuras, el pescado y las olivas. Y no nos olvidemos de las almendras, los albaricoques, los plátanos, el chocolate, los dátiles, la miel, la regaliz y los piñones.

¿Realidad o ficción? Quién sabe. Come regularmente estos alimentos —todos de origen biológico, por supuesto— y podrás aumentar tu vitalidad sexual. ¡O, por lo menos, disfrutarás de una comida fantástica!

La comprensión de la menopausia

En realidad, la menopausia empieza con un preludio prolongado llamado «perimenopausia» o «climaterio». Éste transcurre durante varios años, en las mujeres con edades comprendidas entre los 45 y 50 años, y marca el inicio de muchos cambios químicos del organismo. Cuando empieza la menopausia, se producen cambios fisiológicos como un descenso de la producción de hormonas femeninas (estrógeno y progesterona) y un aumento de las hormonas masculinas. En particular, los niveles de testosterona aumentan unas veinte veces. Esto puede contribuir en parte a una nueva dedicación a protegernos a nosotras mismas, a nuestros seres queridos y a la vida en general. Nuestra capacidad de mimar a nuestros hijos se transforma durante este período en la capacidad de mimar al mundo.

El síndrome premenstrual

El llanto, la agresividad, la irritabilidad y la apatía son sentimientos que se atribuyen al síndrome premenstrual (SPM). Otros síntomas también pueden ser los dolores de cabeza, los pechos hinchados, el estrés aparentemente desproporcionado, los dolores y el aumento de peso. Si durante tu período lunar padeces física y mentalmente, piensa en cambiar tu alimentación, tu actividad física, tus técnicas de relajación y tu actitud. Se cree que la retención de líquidos es un factor crucial de muchos síntomas del SPM. Pueden servir de ayuda unas dosis del complejo vitamínico B, de ácido fólico y también de aceite de prímula u onagra. También se recomienda gayuba para aliviar la hinchazón, así como la reducción del consumo de sal y cafeína. El sauzgatillo es un tratamiento herbal que resulta fundamental para hacer desaparecer muchos problemas de la menstruación, y la angélica puede ayudar a relajar los músculos del útero y, de ese modo, disminuir las contracciones.

Muchas mujeres creen que la aromaterapia es beneficiosa para controlar el SPM. La manzanilla y la lavanda son muy calmantes. El geranio y la bergamota parecen hacer milagros con los estados de agresividad e irritabilidad. La rosa o la salvia romana pueden ayudar en los momentos depresivos y llorosos. Y el pomelo es beneficioso para los estados de cansancio y desgana.

La menopausia natural

La menopausia es un período excitante de cambios para la mujer. Es un momento de transición y celebración de lo que puede ser la etapa más poderosa, vibrante y satisfactoria en la vida de una mujer. Cuando finalizan los años de reproducción, muchas mujeres tienen una sensación de libertad que realza su sensualidad y aumenta su interés por el sexo. Es muy importante que las mujeres no crean que la menopausia es el final de la feminidad. La mujer inteligente ve este período como un descubrimiento de nuevos valores, de una creatividad extraordinaria y de conciencia social.

Creo en la carne y en el cuerpo, el cual es digno

Una vez dicho todo esto, es importante saber qué cambios hormonales tienen lugar durante la menopausia y cómo pueden influir en el cabello y la piel, en los niveles de energía, en la figura corporal, en el peso y en la libido.

La menopausia conlleva unos síntomas que pueden ser de moderados a fuertes. Algunos son deseables y otros no. Todas las mujeres no experimentan los mismos síntomas, y algunos estudios indican que la actitud de la mujer hacia la menopausia puede hacerlos aumentar o disminuir de forma destacada. Dichos síntomas incluyen cualquier cosa; desde un aumento (o reducción) de los niveles de energía y sofocos, hasta unos pechos doloridos y un aumento (o disminución) del deseo sexual.

Para tratar los síntomas de la menopausia, es necesario insistir en la importancia de consultar a un médico que respete tus deseos, tu estilo de vida y tu situación personal. Necesitas un médico que te plantee toda la realidad y que, después, te permita tomar las decisiones que más te convengan. Hay libros excelentes escritos por médicos, nutricionistas y herbolarios que profundizan en el tema de la menopausia. Es aconsejable que primero leas sobre el tema para que puedas hacer preguntas inteligentes a tu médico y comunicarte con él de una forma más eficaz.

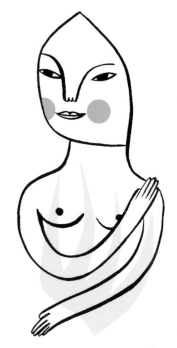

El equilibrio hormonal natural

Para trabajar con los cambios hormonales que tienen lugar durante la menopausia, debes incluir fitoestrógenos en tu dieta como, por ejemplo, los que provienen de las verduras de hoja verde (berza, diente de león, escarola, col rizada, hojas de mostaza), así como de las manzanas, las zanahorias, las patatas, la leche de soja o el tofu. Incrementa la ingestión de calcio (que se encuentra en las verduras de hojas de color verde oscuro, el yogur desnatado, las almendras y las semillas de sésamo), y reduce el consumo de alimentos de origen animal, alimentos fritos, productos lácteos, refrigerios, comida rápida, azúcar e hidratos de carbono refinados, cafeína, alcohol y tabaco.

La aromaterapia también puede ser beneficiosa para tratar algunos síntomas de la menopausia. Los perfumes que parecen funcionar particularmente bien son la bergamota, la salvia romana, el cilantro, el geranio, el jazmín y la nuez moscada.

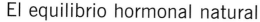

de veneración...
Richard Jefferies

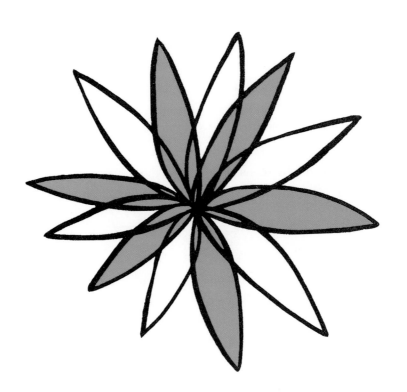

La esencia de la belleza radiante

Esto, amigas mías, nos lleva al final del libro. Espero que a lo largo del camino y mediante la lectura de estas páginas hayáis descubierto vuestra propia definición de belleza, ya sea desde un punto de vista espiritual, físico, emocional o medioambiental. Espero realmente que vuestra definición abarque un poco de los cuatro puntos de vista. En particular, mi mayor deseo es que vuestra conciencia de la belleza haya alcanzado nuevas cotas. El hecho de aumentar vuestro nivel de conciencia crea el marco idóneo para el cambio, y este cambio conlleva abandonar las viejas prácticas que, tal vez, os hayan impedido desarrollar vuestra belleza interior y exterior. A partir de aquí, os recuerdo que estáis dotadas con el derecho de decidir en vuestras vidas, de escoger opciones naturales y holísticas, de experimentar y disfrutar de la esencia de la belleza radiante.

Después de todo, es el momento de decidirse por lo biológico. Y, por supuesto, existen muchas maneras de seguir esta senda eterna e imperecedera de un modo más significativo. Para algunas de vosotras, es mejor un comienzo lento y meditativo. Un comienzo meditativo os permite integrar un pequeño concepto, método o práctica de este libro en vuestras vidas. Otras de vosotras quizás optéis por sumergiros completamente en el espíritu de la belleza natural y del bienestar. Cualquier método es válido. Todo forma parte de lo mismo: vuestra conciencia evolutiva. Cada una de vosotras se encuentra en un círculo evolutivo diferente que os ha de llevar a casa; hacia el mismo estado del ser. Sed tan dulces, amables y cariñosas como podáis. Debéis saber que encontrar retos a lo largo de este camino es señal de que estáis asumiendo responsabilidades por parte de vosotras mismas, de otras personas y de la Tierra. Además, sabed que simplemente entendiendo las palabras escritas en este libro, ya habéis hecho mucho para desarrollar vuestra propia forma de vivir un estilo de vida biológico.

Siendo cada vez más conscientes y viviendo biológicamente os volveréis participantes activas y seréis testigos de uno de los cambios más importantes de los tiempos actuales. «Pensar globalmente, actuar localmente» nunca ha sido más cierto que hoy en día. No creáis que vuestras acciones han sido siempre inconsecuentes, en especial, en vista de los enormes retos a los que nos enfrentamos ahora. Cualquier cosa que hagáis para vivir de un modo biológico tiene una tremenda repercusión en las acciones de millones de personas que también hacen sus pequeños aportes con los cambios de sus vidas. El carácter de nuestra sociedad está cambiando de manera espectacular gracias a la reacción colectiva y transformadora de cada ola del océano de la humanidad. Nuestro fluir a través de la vida se fundamenta en una unidad con nosotras mismas, con otras personas y con la Tierra. Hundámonos todas juntas en la unidad y sensualidad de la naturaleza; la nuestra y la que nos rodea. De verdad, no existe algo más seductor que vivir un estilo de vida natural y rodearnos de belleza. Éste es el espíritu de una belleza y bienestar radiantes. Sí, ahora os habéis embarcado en una búsqueda espiritual que impregnará cada faceta de vuestra vida. Sumergíos, entrad de lleno, dejaos seducir por el éxtasis de todo ello.

Utilizar las plantas de forma segura

Aunque las plantas pueden tomarse en general sin temor y no suelen provocar efectos secundarios, deben utilizarse de forma responsable. En primer lugar, si estás tomando algún medicamento no tomes ninguna planta sin consultárselo al médico. Algunas sustancias naturales pueden alterar la forma en que tu organismo absorbe y procesa algunas medicinas. Y si estás embarazada, no te automediques con ningún remedio natural sin el consentimiento de tu ginecólogo. Lo mismo sirve para las madres que dan el pecho y para las que están tratando de quedar embarazadas.

Todos los productos tienen la posibilidad de producir reacciones adversas. A continuación encontrarás unas directrices sobre las plantas que han aparecido en este libro que tienen más probabilidades de causar reacciones adversas. Aunque no ocurra con frecuencia, debes saber que puede suceder y que debes dejar de tomar las plantas inmediatamente si experimentas alguna reacción fuera de lo común. Tampoco te excedas de las dosis recomendadas. Más cantidad no significa que sea mejor. Cuando te familiarices con esta lista, podrás disfrutar de todo el espectro que te ofrece la medicina natural y consultar este libro con más confianza.

Plantas	Denominación botánica	Directrices de seguridad y posibles efectos secundarios
Aceite de borraja	*Borago officinalis*	El aceite de la semilla se considera generalmente seguro.
Aceite de grosella negra	*Ribes nigrum*	En general se considera seguro.
Aceite de prímula u onagra	*Oenothera biennis*	En general se considera seguro.
Aceite de semillas de lino	*Linum usitatissimum*	En general se considera seguro.
Angélica	*Angelica sinensis*	Si se padeces alguna afección que implique una hemorragia menstrual abundante, como la endometriosis, no la utilices sin consejo médico.
Bardana o lampazo	*Arctium lappa*	En general se considera segura.
Caléndula	*Calendula officinalis*	En general se considera segura.

Plantas	Denominación botánica	Directrices de seguridad y posibles efectos secundarios
Cardo mariano	*Silybum marianum*	En general se considera segura.
Consuelda	*Symphytum officinale*	Solamente para uso externo. No lo utilices localmente sobre heridas profundas o infectadas porque puede favorecer la curación superficial demasiado rápida y no permitir la curación de los tejidos internos.
Diente de león o amargón	*Taraxacum officinale*	Las hojas de diente de león se consideran seguras en general. Si se tienen molestias en la vesícula, no utilice preparados con raíz de diente de león sin el consentimiento del médico.
Equinácea o erizo	*Echinacea angustifolia, E. purpurea y E. pallida*	No la utilices en casos de alergia a plantas muy relacionadas como el áster, crisantemo y la ambrosía. Tampoco en casos de tuberculosis o alguna enfermedad autoinmune, como por ejemplo, el lupus o la esclerosis múltiple, porque la equinácea estimula el sistema inmunológico.
Eufrasia	*Euphrasia officinalis*	En general se considera segura.
Gayuba	*Arctostaphylos uva-ursi*	No lo utilices durante más de dos semanas sin la supervisión de un profesional cualificado. No lo utilices en caso de molestias renales, porque contiene taninos que pueden perjudicar más los riñones. Los taninos también pueden irritar el estómago.
Gel de sábila o áloe de Barbados	*Aloe barbadensis*	Puede retrasar la curación de heridas; no uses el gel externamente sobre ninguna incisión quirúrgica. No ingieras el gel de la hoja seca, porque es un laxante que crea dependencia.
Hamamelis	*Hamamelis virginiana*	En general se considera segura.
Hibisco	*Hibiscus sabdariffa*	En general se considera segura.
Índigo	*Baptisia tinctoria*	No se recomienda su utilización durante un período largo, excepto con la supervisión de un profesional. Las dosis superiores a diez gotas de tintura tomadas tres veces al día pueden causar vómitos y diarreas.
Ispágula o llantén	*Plantago ovata*	No lo utilices en caso de obstrucción intestinal. Tómalo una hora después de otras medicinas y con al menos 236 mililitros de agua.
Jengibre	*Zingiber officinale*	Puede aumentar la secreción biliar en caso de tener piedras en la vesícula. No debes utilizar cantidades terapéuticas de las raíces o polvos secos sin el consejo de un profesional sanitario.

Plantas	Denominación botánica	Directrices de seguridad y posibles efectos secundarios
Lavanda, espliego común	*Lavandula officinalis, L. angustifolia y L. vera*	En general se considera segura.
Limoncillo o hierba limón	*Cymbopogon citratus*	En general se considera segura.
Limonero	*Citrus limon*	En general se considera segura.
Malvavisco	*Althaea officinalis*	Puede retrasar la absorción de medicamentos tomados al mismo tiempo.
Manzanilla o camomila	*Matricaria recutita*	El uso externo se considera seguro en general. Muy raras veces puede causar una reacción alérgica cuando se ingiere. Las personas alérgicas a plantas muy relacionadas, como el áster, el crisantemo y la ambrosía, se han de beber la infusión con cuidado.
Milenrama	*Achillea millefolium*	En raras ocasiones, el tocar las flores puede causar erupción en la piel.
Mirra	*Commiphora myrrha*	Puede provocar diarrea e irritación de los riñones. No la utilices si padeces hemorragia uterina por cualquier motivo.
Ortiga mayor	*Urtica dioica*	Si eres alérgica, los síntomas pueden empeorar. Por lo tanto, toma solamente una dosis diaria durante los primeros días.
Perejil	*Petroselinum crispum*	No la utilices si padeces enfermedades renales, porque aumenta el flujo de orina cuando se utiliza en cantidades terapéuticas. Es seguro como guarnición o ingrediente de las comidas.
Quelpo o alga parda	*Nereocystis luetkeana*	Si padeces de tensión arterial alta o problemas cardíacos, utilízala solamente una vez al día o menos. No la utilices si padeces de hipertiroidismo. Tómala con líquido suficiente. No se recomienda su utilización durante un período largo.
Regaliz	*Glycyrrhiza glabra*	No la utilices si padeces de diabetes, tensión arterial alta, trastornos del hígado o de los riñones, o niveles bajos de potasio. No la utilices diariamente durante más de cuatro a seis semanas, porque el abuso puede llevar a la retención de líquido, tensión arterial alta causada por la pérdida de potasio, o afecciones de la función cardíaca y renal. El regaliz sin glicirricina no tiene generalmente efectos contrarios.

Plantas	Denominación botánica	Directrices de seguridad y posibles efectos secundarios
Romero	*Rosmarinus officinalis*	En cantidades terapéuticas, puede causar una hemorragia menstrual excesiva. En general, se considera segura cuando se utiliza como especia.
Ruibarbo	*Rheum officinale*	No lo utilices en caso de obstrucción intestinal, dolor abdominal de origen desconocido o cualquier estado inflamatorio de los intestinos, como apendicitis, colitis, síndrome de intestino irritable, etc. Utilízalo con precaución si has tenido cálculos en los riñones en el pasado. No lo utilices en niños menores de doce años ni durante más de ocho o diez días.
Salvia	*Salvia officinalis*	Utilizada en cantidades terapéuticas puede incrementar los efectos secundarios sedantes de los fármacos. No lo utilices en caso de hipoglucemia o con alguna terapia en curso con anticonvulsivos. En general, se le considera segura cuando se utiliza como especia.
Sanguinaria canadiense	*Sanguinaria canadensis*	Puede provocar náuseas y vómitos en dosis superiores a cinco o diez gotas de tintura de una fuerza normal más de dos veces al día. Es seguro cuando se utiliza en los productos dentales comerciales o por recomendación de un médico o un herborista cualificado.
Saúco de Canadá y saúco	*Sambucus canadensis, S. nigra*	La flor y el fruto maduro se consideran seguros en general. Las semillas, la corteza, las hojas y los frutos verdes pueden causar vómitos o diarrea intensa.
Sauzgatillo	*Vitex agnus-castus*	Puede contrarrestar la eficacia de las píldoras anticonceptivas.
Sello de oro	*Hydrastis canadensis*	En general se considera segura para uso tópico. No la debes utilizar internamente, si tienes la tensión arterial alta.
Semillas de hinojo	*Foeniculum vulgare*	No lo utilices como medicina durante más de seis semanas sin la dirección de un especialista cualificado.
Stevia rebaudiana	*Stevia rebaudiana*	En general se considera segura.
Té verde	*Camellia sinensis*	En general se considera segura. (El té negro no está recomendado para usos excesivos o durante períodos largos, porque puede estimular el sistema nervioso).
Tomillo	*Thymus vulgaris*	En general se considera segura.

Aceites esenciales seguros

Los aceites esenciales se inhalan o se aplican en la piel; nunca se beben, salvo contadísimas excepciones.

La mayoría nunca deben aplicarse sobre la piel sin diluir. Antes de aplicarlos debes diluirlos en una sustancia base que puede ser un aceite (como el aceite de almendra), una crema o un gel. Las únicas excepciones son los aceites esenciales de jazmín, lavanda, rosa y árbol del té, que puedes aplicar sin diluir.

Muchos aceites esenciales pueden provocar irritación en la piel o reacciones alérgicas en las personas de piel sensible. Antes de aplicar en la piel cualquier aceite nuevo, haz la prueba del parche. Pon unas gotas del aceite esencial mezclado con la sustancia base en la cara posterior de la muñeca. Espera una hora o más. Si aparece irritación o enrojecimiento, lávate la zona con agua fría. Vuelve a probar utilizando la mitad del aceite. Si no experimentas irritación, utiliza sólo la mitad. En caso de que experimentes irritación, evita este aceite.

Aquí tienes unas directrices adicionales para usar los aceites esenciales con seguridad:

- No te recetes tú misma aceites esenciales para problemas médicos o psicológicos graves.

- No apliques aceites esenciales sobre la piel dañada o excoriada. La piel dañada absorbe los aceites esenciales con facilidad, produce irritación, sensibilidad y, con mucha probabilidad, reacciones adversas.

- No utilices aceites esenciales durante el embarazo o la lactancia.

- No utilices aceites esenciales para tratar a los bebés y los niños pequeños.

- Guarda los aceites esenciales en botellas oscuras, alejados de la luz y del calor, y fuera del alcance de los niños y los animales de compañía.

Aceite esencial	Denominación botánica	Directrices de seguridad y posibles efectos secundarios
Albahaca	*Ocimum basilicum*	No lo utilices durante la lactancia ni en bebés ni en niños pequeños, tampoco durante períodos prolongados. No utilices más de tres gotas en el baño.
Árbol de té	*Malaleuca alternifolia*	En general se considera segura. Se puede aplicar sobre la piel sin diluir.
Bergamota	*Citrus bergamia*	Evita la exposición directa a la luz solar mientras estás usando este aceite porque puede provocar sensibilidad de la piel (excepto el tipo sin bergapteno).
Caléndula	*Calendula officinalis*	En general se considera segura.
Cilantro	*Coriandrum sativum*	No lo utilices durante más de dos semanas sin el consejo de un profesional cualificado, porque en dosis grandes puede provocar letargo e inconsciencia.
Enebro	*Juniperus communis*	No lo utilices durante más de dos semanas sin el consejo de un profesional cualificado, porque el enebro es tóxico en ciertos niveles. No lo utilices en caso de enfermedades renales.
Espliego común	*Lavandula angustifolia*	En general se considera segura. Se puede utilizar sin diluir, pero se debe mantener alejado de los ojos.
Espliego o alhucema	*Lavandula latifolia*	En general se considera segura.
Eucalipto (incluye las variedades *globulus*, *dives* y *aromapholia*)	*Eucalyptus var*	No lo utilices durante más de dos semanas sin el consejo de un profesional cualificado. No utilices más de tres gotas en el baño. No lo utilices al mismo tiempo que las medicinas homeopáticas. No lo apliques externamente en la cara de bebés y niños pequeños. Se puede utilizar sin diluir para el dolor dental.
Geranio	*Pelargonium graveolens*	En general se considera segura.
Ilang-ilang	*Cananga odorata var. genuina*	Se puede utilizarse sin diluir como perfume, pero se debe mantener alejada de los ojos. Utilízala con moderación, porque su olor penetrante puede provocar náuseas y dolor de cabeza.
Incienso	*Boswellia carteri*	En general se considera segura.

Aceite esencial	Denominación botánica	Directrices de seguridad y posibles efectos secundarios
Jazmín común	*Jasminum officinale*	En general se considera segura.
Limonero	*Citrus limon*	No utilices más de tres gotas en el baño. Evita la exposición directa a la luz solar mientras estás usando este aceite, porque puede provocar sensibilidad en la piel.
Madera de rosa	*Aniba rosaeodora*	En general se considera segura. Se puede utilizar sin diluir sobre granos y úlceras.
Manzanilla alemana	*Matricaria recutica*	En general se considera segura.
Manzanilla romana	*Chamaemelum nobile*	En general se considera segura.
Mejorana	*Origanum marjorana*	En general se considera segura.
Menta	*Mentha piperita*	No utilices más de tres gotas en el baño. No lo tomes junto con medicinas homeopáticas. No lo apliques cerca de los ojos. No lo utilices en la cara de los bebés y niños pequeños. El aceite de menta puede ser utilizado internamente con la siguiente precaución: la ingestión de aceite esencial de menta puede producir malestar estomacal en las personas sensibles. En caso de enfermedad de la vesícula o del hígado, no lo utilices sin la supervisión de un médico. Se puede utilizar sin diluir para el dolor dental.
Nuez moscada	*Myristica fragans*	No lo utilices durante más de dos semanas sin el consejo de un profesional cualificado, porque la nuez moscada es tóxica en ciertos niveles. Se debe inhalar con precaución. Puede provocar náuseas.
Pachulí	*Pogostemon cablin*	En general se considera segura.
Pomelo	*Citrus x paradisi*	En general se considera segura.
Romero	*Rosmarinus officinalis*	No lo utilices en caso de hipertensión arterial. No lo utilices en caso de epilepsia, debido al potente efecto de esta hierba sobre el sistema nervioso.
Rosa damascena	*Rosa x damascena*	En general se considera segura.

Aceite esencial	Denominación botánica	Directrices de seguridad y posibles efectos secundarios
Rosa de cien hojas	*Rosa x centifolia*	En general se considera segura.
Salvia romana	*Salvia sclarea*	No lo utilices con alcohol, porque puede causar letargo y una embriaguez exagerada.
Sándalo	*Santalum album*	En general se considera segura. Se puede utilizar sin diluir como perfume, pero se debe mantener alejada de los ojos.
Semillas de zanahoria	*Daucus carota*	En general se considera segura.

Bibliografía y direcciones útiles

Bibliografía

Libros

ACKERMAN, Diane (1990): *A natural history of the senses*. Nueva York: Random House.

ALEXANDER, Jane (1999): *Tu plan depurativo*. Barcelona: Integral Ed.

ALEXANDER, Jane (1999): *Rituals for sacred living*. Nueva York: Sterling Publishing Co.

ALLENDE, Isabel (1997): *Afrodita*. Barcelona: Plaza y Janés.

ANAND, Margo (1995): *The art of sexual magic*. Nueva York: Putnam.

AUSUBEL, Kenny (1997): *Restoring the Earth: visionary solutions from the bioneers*. Tiburón (California): H J Kramer.

BALCH, James y BALCH, Phyllis A. (1998): *Recetas nutritivas que curan*. Garden City Park (N. York): Avery

BERRY, Thomas (1988): *The dream of the Earth*. San Francisco: Sierra Club Books.

BORYSENKO, Joan (1996): *A woman's Book of Life: the biology, psychology, and the spirituality of the feminine life cyrcle*. Nueva York: Riverhead.

BREEDLOVE, Greta (1998): *The herbal home spa: naturally refreshing wraps, rubs, lotions, masks, oils and scrubs*. Pownal (Vermont): Storey Books.

BROWER, Michael y LEON, Warren (1999): *The consumer's guide to effective enviromental choices: practical advice from the union of concerned scientists*. Nueva York: Three Rivers Press.

CHOPRA, Deepak (1993): *Cuerpos sin edad, mentes sin tiempo. La alternativa cuántica*. Nueva York: Harmony Books.

—— (2000): *Perfect health: the complete mind/body guide*. Nueva York: Three Rivers Press.

CLOSE, Barbara (2000): *Well being: rejuvenating recipes for body and soul*. San Francisco: Chronicle Books.

CONGER, Nancy (1995): *Sensuous living: expand your sensory awareness*. St. Paul (Montana): Llewellyn Publications.

CRUDEN, Loreen (1995): *The spirit of place: a workbook for sacred alignment*. Rochester (Vermont): Destiny Books.

CUNNINGHAM, Scott (1989): *Magical aromatherapy: the power of scent*. St. Paul (Montana): Llewellyn Publications.

DAVID, Marc (1994): *Nourishing wisdom: a mind/body approach to nutrition and well-being*. Nueva York: Bell Tower.

DE LUCA, Diana (1998): *Botanica erotica: arousing body, mind, and spirit*. Rochester (Vermont): Healing Arts.

DOUILLARD, John y NAVRATILOVA, Martina (2001): *Body, mind and sport: the mind body guide to lifelong health, fitness and your personal best*. Nueva York: Three Rivers Press.

EARLE Liz (1998): *Belleza natural*. Barcelona: Ed. Robin Book.

EDGSON, Vicki y MARBER, Ian (1999): *El Doctor Comida*. Barcelona: Ed. Parramón (Mens Sana).

EDGSON, Vicki y MARBER, Ian (2003): *El Doctor Comida en la cama. La alimentación, el sueño y la vida sexual*. Barcelona: Ed. Océano Ámbar.

ELGIN, Duane (1993): *Voluntary simplicity*. Nueva York: Quill.

EPPS, Roselyn Payne y COBB Stewart, Susan, eds. (1996): *American Medical Women's Association guide to emotional health*. Nueva York: Dell Books.

ETCOFF, Nancy (1999): *Survival of the prettiest: the science of beauty*. Nueva York: Doubleday.

FALCONI, Dina (1998): *Earthly bodies and heavenly hair: natural and healthy personal care for every body*. Woodstock (N. York): Ceres Press.

FALLON, Sally y ENIG, Mary G. (1999): *Nourishing traditions: the cookbook that challenges politically correct nutrition and the diet dictocrats*. Washington: New Trends Pub.

FARQUHARSON, Marie (1997): *Curas depurativas*. Barcelona: Ed. Océano.

FERRARA, Guillermo (2002): *Manual de masaje holístico*. Barcelona: Ed. Océano Ámbar.

FOUMALHAUT, Anne (2001): *Perfumes y aromaterapia*. Barcelona: Océano.

GIMBEL, Theo (1993): *Terapia por los colores*. Madrid: *Edaf*.

GROSSMANN, Mark y SWARTWOUT, Glen (1999): *Natural eye care: an encyclopedia*. Los Ángeles: Kent.

HAMPTON, Aubrey (1995): *What's in your cosmetics? A consumer's guide to natural and synthetic ingredients*. Tucson (Arizona): Odonian.

HARPER-ROTH, Jaqueline (2000): *Beautiful face, beautiful body*. Nueva York: Berkeley Books.

JANSSEN, Mary Beth (1999): *Naturally healthy hair: herbal treatments and daily care for fabulous hair*. Pownal (Vermont): Storey Books.

JOHARI, Harish (1999): *Los chacras*. Madrid: Edaf.

PROS, Miquel (2001): *Medicina natural para la menopausia*. Barcelona: Ed. Océano Ámbar.

MONTE, Tom (2000): *The complete guide to natural healing*. Collingdale (Filadelfia): Diane Publishing.

MOORE, Thomas (1998): *The soul of sex: cultivating life as an act of love*. Nueva York: HarperCollins.

MURRAY, Michael y PIZZORNO, Joseph (1998): *Enciclopedia de Medicina Natural*. Madrid: Ediciones Tutor.

NORTHRUP, Christiane (1998): *Women's bodies, women's wisdom: creating physical and emotional health and healing*. Nueva York: Bantam Books.

OLVERA, Patricia (1983): *Guía naturista de la belleza*. México: Editorial Posada.

POLO, Núria y otros (1987): *Belleza y cosmética natural*. Barcelona: Integral Ediciones.

PURCHON, Neris (1995): *Bodycraft*. Leicester (Gran Bretaña): Blitz Edit.

RAICHUR, Pratima y COHN, Marian (1997): *Absolute beauty: radiant skin and inner harmony through the ancient secrets of Ayurveda*. Nueva York: HarperCollins.

RAMA, Swami; BALLENTINE, Rudolph y HYMES, Alan (1999): *Science of breath: a practical guide*. Honesdale (Filadelfia): Health Communications, Inc.

S. DE CASTRO, Maria (1996): *Diccionario breve de estética*. Barcelona: MB Publicaciones.

SEAWARD, Brian Luke (1999): *The art of calm: relaxation through the five senses*. Deerfield Beach (Florida): Health Communications, Inc.

SELLBY, Ana (1999): *El balneario en casa*. Barcelona: Círc. de Lectores.

SIEGEL, Mo y BURKE, Nancy (1999): *Celestial seasonings' herbs for health and happiness: all you need to know*. Alexandria (Virginia): Time Life Books.

SIVANANDA Yoga Vedanta Center (1996): *El gran libro del Yoga*. Barcelona: Integral Ed.

SMEH, Nikolaus J. (1994): *Health risks in today's cosmetics: the handbook for a lifetime of healthy skin and hair*. Garrisonville (Virginia): Alliance Publishing Company.

—— (1995): *Creating your own cosmetics naturally: the alternative to today's harmful cosmetic products*. Garrisonville (Virginia): Alliance Publishing Company.

STEINMAN, David y WISNER, R. Michael (1996): *Living healthy in a toxic world. Steps to protect you from everyday chemicals, poisons and pollution*. Nueva York: Berkley Publ.

STEINMAN, David y EPSTEIN, Samuel (1995): *The safe shopper's Bible: a consumer's guide to nontoxic household products, cosmetics and food*. Nueva York: Macmillan.

TORRABADELLA, Paz (2003): *Cómo desarrollar la inteligencia emocional*. BArcelona: Ed. Océano Ámbar

VIÑAS, Frederic. (1984): *La respuesta está en los pies*. Barcelona: Integral .

WALL, Vicky (1993): *Terapia aurasoma*. Barcelona: Ed. Urano.

WEIL, Andrew (2000): *La curación espontánea*. Barcelona: Ed. Urano.

WINTER, Ruth (1999): *A consumer's dictionary of cosmetic ingredients*. Nueva York: Three Rivers Press.

Revistas

Cuerpomente
Pérez Galdós, 36
08012 Barcelona
Web: www.cuerpomente.com

Natural Health
PO Box 37474
Boone, IA 50037
Tel.: 1 (800) 526 84 40
Web: www.naturalhealth1.com

Healing Retreats and Spas
24 E. Cota Street
Santa Barbara, CA 93101
Tel.: 1 (805) 962 71 07
Fax: (805) 962 13 37
Web: www.healingretreats.com

Organic Style
33 E. Minor Street
Emmaus, PA 18098
Tel.: 1 (800) 365 32 76
Web: www.organicstyle.com
Spa Finder
91 Fifth Avenue
Nueva York, NY 10003
Tel.: 1 (800) 255 77 27
Web: www.spafinder.com

Spirituality and Health
PO Box 54153
Boulder, CO 80323
Tel.: 1 (800) 876 82 02
Web: www.spiritualityhealth.com

Direcciones

Organizaciones

Campaign to Label Genetically Enginereed Foods
PO Box 55699
Seattle, WA 98155
Tel.: 1 (425) 771 40 49
Fax: (603) 825 58 41
Web: www.thecampaign.org

Consumers Union
101 Truman Avenue
Yonkers, NY 10703-1057
Tel.: 1 (914) 378 20 00
Web: www.consumersunion.org

Greenpeace
702 H Street NW
Washington, DC 20001
Tel.: 1 (800) 326 09 59
Web: www.greenpeace.org
Greenpeace está presente en la mayor parte de países desarrollados.

The Organic Alliance
400 Selby Avenue, Suite T
St. Paul, MN 55102
Tel.: 1 (651) 265 36 78
Web: www.organic.org
En España existen igualmente diversas asociaciones de productores de cultivo ecológico o biológico, y una asociación para el desarrollo de la agricultura biodinámica.

Organic Consumers Assoc.
6101 Cliff State Road
Little Marais, MN 55614
Tel.: 1 (218) 226 41 64
Fax: (218) 226 41 57
Web: www.purefood.org
Del mismo modo, las asociaciones de consumidores se están sensibilizando ante estas cuestiones.

Organic Trade Association
PO Box 547
Greenfield, MA 01302
Tel.: 1 (413) 774 75 11
Fax: (413) 774 64 32
Web: www.ota.com

American Academy of Dermatology
930 N. Meacham Road
Schaumburg, IL 60173
Tel.: 1 (847) 330 02 03
Web: www.aad.org

American Association of Naturopathic Physicians
8201 Greensboro Drive, Suite 300
McLean, VA 22102
Tel.: 1 (703) 610 90 37
Fax: (703) 610 90 05
Web: www.naturopathic.org

American Council on Exercise
5820 Oberlin Drive, Suite 102
San Diego, CA 9212-3787
Tel.: 1 (800) 825 36 36
Fax: (858) 535 17 78
Web: www.acefitness.org

American Dietetic Association
216 W. Jackson Boulevard
Chicago, IL 60606-6995
Tel.: 1 (312) 899 00 40
Web: www.eatright.org

Alternative Medicine
1650 Tiburon Boulevard
Tiburon, CA 94920
Tel.: 1 (800) 515 43 25
Web: www.alternativemedicine.com
Tanto la Asociación española de médicos naturistas como diversas sociedades y agrupaciones de médicos homeópatas y terapeutas naturópatas defienden los postulados de la medicina natural en relación a la salud.

American Herbalists Guild
1931 Gaddis Road
Canton, GA 30115
Tel.: 1 (770) 751 60 21
Fax: (770) 751 74 72
Web: www.americanherbalists-guild.com

American Holistic Health Association
PO Box 17400
Anaheim, CA 92817
Tel.: 1 (714) 779 61 42
Web: www.ahha.org

American Massage Therapy Association
820 Davis Street, Suite 100
Evanston, IL 60201
Tel.: 1 (847) 864 01 23
Fax: (847) 864 11 78
Web: www.amtamassage.com
Información sobre quiromasajistas en Asoc. española de Quiromasaje.

Colour Energy
402-55 Water Street
Vancouver, BC V6B 5K8
Canadá
Tel.: 1 (604) 687 37 57
Fax: (604) 687 37 58
Web: www.colourenergy.com

Health World Online
171 Pier Avenue, Suite 160
Santa Monica, CA 90405
Web: www.healthy.net

Herb Research Foundation
1007 Pearl Street, Suite 200
Boulder, CO 80302
Tel.: 1 (800) 748 26 17
Fax: (303) 449 78 49
Web: www.herbs.org

Holistic Dental Association
PO Box 5007
Durango, CO 81303
Web: www.holisticdental.org
Crecen los odontólogos colegiados que utilizan resinas en vez de amalgama en España.

International Institute of Reflexology
PO Box 12642
St. Petersburg, FL 33733
Tel.: 1 (727) 343 48 11
Fax: (727) 381 28 07
Web: www.reflexology-usa.net

National Association for Holistic Aromatherapy
2000 2nd Avenue Suite 206
Seattle, WA 98121
Tel.: 1 (888) 275 62 42
Fax: (206) 770 59 15
Web: www.naha.org

Consumer Drinking Water Information
PO Box 130140
Ann Arbor, MI 48113-0140
Tel.: 1 (734) 769 80 10
Fax: (734) 769 01 09
Web: www.nsf.org

OneBody
2000 Powell Street, 555
Emeryville, CA 94608
Tel.: 1 (888) 646 57 29
Web: www.onebody.com

Portable Practitioner
PO Box 2095
Petoskey, MI 49770
Tel.: 1 (231) 347 85 91
Web: www.portablepractitioner.com

Society for Women's Health Research
1828 L Street, NW, Suite 625
Washington, DC 20036
Tel.: 1 (202) 223 82 24
Fax: (202) 833 34 72
Web: www.womens-health.org

The Chopra Center for Well Being
7630 Fay Avenue
La Jolla, CA 92037
Tel.: 1 (858) 551 77 88
Fax: (858) 551 78 11
Web: www.chopra.com

US Department of Health and Human Services
200 Independence Avenue SW
Washington, DC 20201
Tel.: 1 (877) 696 67 75
Web: www.healthfinder.gov

US National Library of Medicine
8600 Rockville Pike
Bethesda, MD 20894
Tel.: 1 (301) 496 40 00
Web: www.nlm.nih.gov

Aubrey Organics
4419 North Manhattan Avenue
Tampa, FL 33614
Tel.: 1 (800) 282 73 94
Fax: (813) 876 81 66
Web: www.aubrey-organics.com

Aveda
4000 Pheasant Ridge Drive
Blaine, MN 55449
Tel.: 1 (800) 328 08 49
Web: www.aveda.com

Better Botanicals
335 Victory Drive
Herndon, VA 20170
Tel.: 1 (703) 481 33 00
Fax: (703) 481 74 59
Web: www.betterbotanicals.com

Devita Natural Skin Care Systems
6845 W. Mcknight Loop, Suite A
Glendale, AZ 85308
Tel.: 1 (602) 978 82 24
Web: www.devita.net

Indian Meadow Herbals
RR1, Box 547
Eastbrook, ME 04634
Tel.: 1 (207) 565 30 10
Fax: (207) 565 34 02
Web: www.imherbal.com

Jurlique
2714 Apple Valley Road
Atlanta, GA 30319
Tel.: 1 (800) 854 11 10
Web: www.jurlique.com

Lily of Colorado
PO Box 12471
Denver, CO 80212
Tel.: 1 (800) 333 54 59
Web: www.lilyofcolorado.com

Lush Fresh Handmade Cosmetics
8739 Heather Street
Vancouver, BC V6P 3T1 - Canadá
Tel.: 1 (888) 733 58 74
Web: www.lushcanada.com

Modern Organic Products
1732 Champa Street
Denver, CO 80202
Tel.: 1 (800) 598 27 39
Fax: (303) 292 98 51
Web: americancrew.com

Oshadi USA
1340-G Industrial Avenue
Petaluma, CA 94952
Tel.: 1 (888) 674 23 44
Web: www.oshadiusa.com

Sundãri
379 West Broadway
New York, NY 10012
Tel.: 1 (800) 552 02 03
Web: www.sundari.com

Trillium Herbal Company
185 E. Walmut Street
Sturgeon Bay, WI 54235
Tel.: 1 (920) 746 52 07
Fax: (920) 746 76 49
Web: www.bodypolish.com

Vermont Soapworks
616 Exchange Street
Middlebury, VT 05753
Tel.: 1 (802) 388 43 02
Fax: (802) 388 74 71
Web: www.vermontsoap.com

Weleda
175 North Route 9W
Congers, NY 10920
Tel.: 1 (800) 241 10 30
Web: www.weleda.com
En España: Manuel Torán, 3, 2º .
28034 Madrid

Dr. Hauschka
Fahle Ecolines, S.L.
Amèlia Cal Miret, 92
08731 Sant Martí Sarroca
Tel.: 03 899 1606
Fax: 93 899 0087

Zia Natural Skin Care
1337 Evans Avenue
San Francisco, CA 94124
Tel.: 1 (800) 334 75 46
Web: www.zianatural.com

Bioforce
Flor de Loto, S.A.
Platón, 6 - 08021 Barcelona
Tel.: 93 202 9922
Fax: 93 201 0319

Vida Sana
Clot, 39
08009 Barcelona

Keepers! Inc.
PO Box 12648
Portland, OR 97212
Tel.: 1 (800) 799 45 23
Fax: (503) 284 98 83
Web: www.gladrags.com

CPB, Central de productos biológicos
Ctra. Sabadell a Granollers, k 12,7
08185 Lliçà de Vall

Lunapads International
Suite 504-825 Granville Street
Vancouver, BCV6Z 1K9
Canadá
Tel.: 1 (604) 681 99 53
Fax: (604) 681 99 04
Web: www.lunapads.com

Organic Essentials
822 Baldridge Street
O'Donnell, TX 79351
Tel.: 1 (806) 428 34 86
Fax: (806) 428 34 86
Web: www.organicessentials.com

Alternatives for Simple Living
PO Box 2787
Sioux City, IA 51106
Tel.: 1 (800) 821 61 23
Fax: (712) 274 14 02
Web: www.simpleliving.org

As We Change
6255 Ferris Square, Suite F
San Diego, CA 92121-3232
Tel.: 1 (858) 456 83 33
Fax: (858) 456 83 40
Web: www.aswechange. com

Gaiam
360 Interlocken Boulevard
Suite 300
Broomfield, CO 80021
Tel.: 1 (303) 464 36 00
Fax: (303) 464 37 00
Web: www.gaiam.com

Gold Mine Natural Foods Company
7805 Arjons Drive
San Diego, CA 92126
Tel.: 1 (800) 475 36 63
Web:
www.goldminenaturalfood.com

Harvest Direct
PO Box 50906
Knoxville, TN 37950
Tel.: 1 (865) 539 63 05
Fax: (865) 539 27 37
Web: www.harvestdirect.com

Anne-Marie Börlind
Irene Meinecke
Montornés, 20 - 08033 Barcelona
Tel: 93 285 1194
Fax: 93 210 5555

Healthy Trader
647 Camino de Los Mares
108 PMB 191
San Clemente, CA 92673
Tel.: 1 (800) 636 25 84
Fax: (949) 369 07 26
Web: www.healthytrader. com

Isabella
2780 Via Orange Way, Suite B
Spring Valley, CA 91978
Tel.: 1 (888) 481 67 45
Fax: (619) 670 52 03
Web: www.Isabellacatalog. com

Lifekind Products
PO Box 1774
Grass Valley, CA 95945
Tel.: 1 (800) 284 49 83
Web: www.lifekind.com

Mountain Ark Trading Company
799 Old Leicester Highway
Asheville, NC 28806
Tel.: 1 (800) 643 89 09
Web: www.mountainark.com

Yoga Site
154 Walker Road
West Orange, NJ 07052
Tel.: 1 (877) 964 27 48
Web: www.yogasite.com

Índice analítico

Otros títulos publicados

Flores para vivir, Flores para compartir
Lluís Juan Bautista

Perfumes y aceites esenciales
Anne Foumalhaut

Biojardinería
Quico Barranco

Feng Shui paso a paso
T. Raphael Simons

El libro de los Mandalas del mundo
Shia Green

Masaje holístico
Guillermo Ferrara

El arte del Tantra
Guillermo Ferrara

Embarazo natural
Dra. Ortrud Lindemann y Adriana Ortemberg

Luna creciente:

Cómo desarrollar tu autoestima
Nora Rodríguez

Disfrutar el orgasmo
Julia R. Heiman y Joseph Lopiccolo

Medicina natural para la menopausia
Dr. M. Pros

Tratamiento natural para la celulitis
Tina Robbins

Salud y belleza de los senos
Daniela Guidi

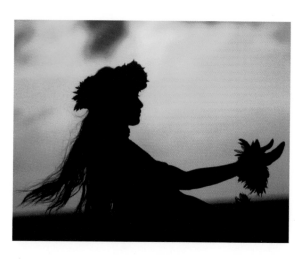

La guía más completa para despertar tu atractivo natural